ber · S. Hirsch

Krankengymnastik
bei idiopathischer Skoliose

Krankengymnastik bei idiopathischer Skoliose

Befundaufnahme, Prinzip und Behandlung nach Martha Scharll

Michael Weber und Susanne Hirsch

163 Abbildungen

Gustav Fischer Verlag · Stuttgart · New York · 1986

Anschriften der Verfasser:
Privatdozent Dr. Michael Weber, Klinikum der Albert-Ludwigs-Universität, Chirurgische Universitätsklinik, Abteilung Orthopädie
Hugstetter Straße 55, 7800 Freiburg i. Br.

Susanne Hirsch, Krankengymnastin
Staatliche Berufsfachschule für Krankengymnastik, Marchioninistr. 15, 8000 München 70

Fotografien: Günther Anders, Freiburg

Zeichnungen: Luitgard Kellner, München

Röntgenbilder: Orthopädische Klinik der Ludwig-Maximilian-Universität, München

CIP-Kurztitelaufnahme der Deutschen Bibliothek

Weber, Michael:
Krankengymnastik bei idiopathischer Skoliose :
Befundaufnahme, Prinzip u. Behandlung nach Martha Scharll /
Michael Weber u. Susanne Hirsch. —
[Fotogr.: Günther Anders. Zeichn.: Luitgard Kellner].
Stuttgart ; New York : Fischer, 1986.
 ISBN 3-437-00457-3

NE: Hirsch, Susanne:

© Gustav Fischer Verlag · Stuttgart · 1986
Wollgrasweg 49 · D-7000 Stuttgart 70 (Hohenheim)
Das Werk einschließlich aller seiner Teile ist urheberrechtlich geschützt. Jede Verwertung außerhalb der engen Grenzen des Urheberrechtsgesetzes ist ohne Zustimmung des Verlags unzulässig und strafbar. Das gilt insbesondere für Vervielfältigungen, Übersetzungen, Mikroverfilmungen und die Einspeicherung und Verarbeitung in elektronischen Systemen.
Satz: AK Satzservice GmbH, Kaufering
Druck und Einband: Wilhelm Röck, Weinsberg
Printed in Germany
ISBN 3-437-00457-3

Geleitwort

Nur allzu oft werden an die krankengymnastische Behandlung der Skoliose zu hohe Erwartungen geknüpft, wie schon vor 100 Jahren E. Fischer (Geschichte und Behandlung der seitlichen Rückgratverkrümmung. C.F. Schmidt, Straßburg 1885) dokumentiert hat. Es ist deshalb sehr zu begrüßen, daß in diesem Buch auch die Grenzen der konservativen Skoliosetherapie schonungslos offengelegt werden.
Krankengymnastische Behandlung der Skoliose zielt heute auf das Training der aktiven Aufrichtung, die Verminderung der skoliotischen Haltung, Erhalt (und Verbesserung) der Atmungsfunktion; nicht zu unterschätzen ist die mit dieser Therapie verbundene — vor allem im Wachstumsalter wichtige — regelmäßige ärztliche Kontrolluntersuchung.
Seit vielen Jahren fehlt ein Buch, das die krankengymnastische Behandlung der Skoliose schulenübergreifend und kritisch darstellt. Diese Lücke zu schließen haben sich die Autoren vorgenommen. Sie haben diese Aufgabe gemeistert und dabei der Alltagsarbeit des Krankengymnasten ihr besonderes Augenmerk gewidmet. Auch erfahrene Krankengymnasten werden die vielen praxisorientierten Behandlungsanweisungen begrüßen, weil sie ihnen helfen, Abwechslung in das Therapieprogramm zu bringen.

Heidelberg, im Herbst 1985
G. Rompe

Vorwort

Vertraut mit den vielfältigen Problemen der krankengymnastischen Behandlung von Patienten mit idiopathischen Skoliosen, lernte ich 1972 in München das Prinzip nach Martha Scharll als logische und praktikable Behandlungsweise kennen. Ich übernahm sie in Unterricht und Klinikpraktikum, sie war inzwischen eine «Münchner Tradition» geworden.
Aus Erfahrung in der Arbeit mit Patienten, mit Schülern der Krankengymnastik und mit Kollegen bei Fortbildungskursen ist die nun vorliegende Monographie entstanden. Meine Intention war, allen Interessierten das Behandlungsprinzip nach Scharll zugängig zu machen und gleichzeitig häufig wiederkehrende Probleme anzusprechen, Lösungsvorschläge zu machen und Entscheidungshilfen zu geben. Möge die vorliegende Arbeit für viele Schüler eine Lernhilfe, für Kollegen eine Anregung werden!
Die Idee wäre nicht realisierbar gewesen ohne die bereitwillige, konzentrierte Mitarbeit aller Patienten. Ihnen sei an erster Stelle sehr herzlich gedankt.
Frau Scharll hat im Sommer 1985 trotz Alter und Behinderung mit regem Interesse das Manuskript durchgesehen und mit mir besprochen, ich bin ihr für diese Bereitschaft besonders dankbar.
Meinen Kolleginnen, Frau Ingeborg Liebenstund und Frau Ursula Bossung, danke ich für stetige Mitarbeit und kritische Durchsicht, die wichtige Anregungen brachte.
Bei Frau Luitgard Kellner bedanke ich mich für die präzisen Zeichnungen und ihr geduldiges Eingehen auf meine Wünsche, bei Herrn Günter Anders für die aufwendige fotografische Arbeit.

München, im Juni 1986   Susanne Hirsch

Inhalt

Geleitwort V
Vorwort VII

1 Einteilung und Ätiopathogenese der Skoliose 1
   Strukturelle Skoliosen 1
   Nicht strukturelle Skoliosen 3

2 Prävalenz und Progredienz 5

3 Nomenklatur und Symptomatologie 7

4 Befund 13
   A. Bedingungen der Befundaufnahme 13
   B. Befundaufnahme 14

5 Befundinterpretation 35
   Haltungsbefund 35
   Beckenstand 36
   Gelenkbeweglichkeit 36
   Vegetative Störbarkeit 37
   Bindegewebsbefund 37
   Muskeltastbefund 37
   Seitendifferenzen der Muskelkraft 38
   MATTHIASS-Test 39
   Körpergröße 39
   Vitalkapazität 39
   Befundkontrollen 40

6 Krankengymnastische Behandlung ... 41
  A. Behandlungsziel ... 41
  B. Behandlungsplan ... 42
  C. Durchführung der Behandlung ... 44

7 Atemtherapie bei Skoliosepatienten ... 61

8 Wirbelsäulensyndrome bei der Skoliose ... 65
  Überlegungen zu Schmerzursachen ... 66
  Möglichkeiten krankengymnastischer Behandlung ... 67
  Maßnahmen, Techniken und Übungsbeispiele ... 68

9 Orthesen bei Kindern und Jugendlichen ... 75
  Krankengymnastische Behandlung ... 77

10 Selbständiges Üben zu Hause ... 83
  Argumente für und gegen «Hausaufgaben» ... 83
  Aspekte, unter denen Hausaufgaben erteilt werden ... 84
  Möglichkeiten der Kontrolle ... 84

11 Probleme der Motivation ... 87
  Gedanken zu Ursachen und Hintergründen ... 87
  Gedanken zur positiven Gestaltung der Zusammenarbeit ... 88

12 Sportliche Betätigung für junge Menschen mit Skoliosen bis 45° COBB ... 91
  Sportarten mit therapeutischer Wirkung ... 91
  Sportarten ohne therapeutische Wirkung ... 92
  Sportarten mit negativer Wirkung ... 93
  Schulsport ... 93

13 Beispiele zur Durchführung der krankengymnastischen Behandlung ... 95

14 Die Geschichte der krankengymnastischen Skoliosetherapie ... 155

Literatur ... 167
Sachverzeichnis ... 171

1 Einteilung und Ätiopathogenese der Skoliose

Skolios ist das griechische Wort für krumm. Die Skoliose ist eine fixierte, seitlich gerichtete Rückgratverkrümmung (96) (Abb. 1). Die Skoliose ist keine eigenständige Krankheit, sondern ein fakultatives Symptom verschiedener Erkrankungen, die zu Veränderungen des Stütz-und Bewegungsapparates führen können. Nach MOE (70) werden die Skoliosen folgendermaßen klassifiziert:

Strukturelle Skoliosen

   I. Idiopathische
      A. Infantile   (0—3 J.)
         1. Resolving — früh
                          — spät
         2. Progressiv — benigne
                          — maligne
      B. Juvenile   (3—10 J.)
      C. Adoleszente (über 10 J.)

  II. Neuromuskuläre
      A. Neuropathische
      B. Myopathische

  III. Congenitale
      A. Bildungsstörung
      B. Segmentationsstörung

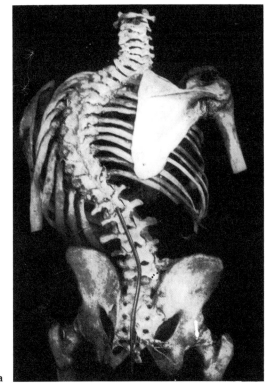

Abb. 1a

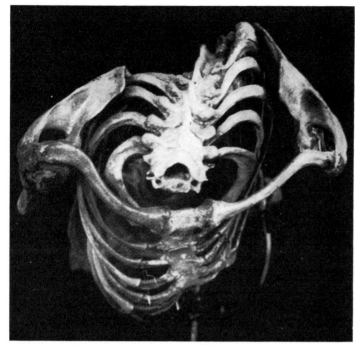

Abb. 1b

Abb. 1 a und b: Thorakalskoliose mit Rippenbuckel und Thoraxdeformität (aus 92).

- IV. Neurofibromatose
- V. Mesenchymale Erkrankungen (Marfan-Syndrom, Ehlers-Danlos-Syndrom u.a.)
- VI. Rheumatische Entzündungen
- VII. Trauma
- VIII. Extraspinale Kontrakturen
- IX. Osteochondrodystrophie
- X. Spondylitis
- XI. Metabolische Erkrankungen
- XII. Spondylolyse und Spondylolisthese
- XIII. Tumoren

Nicht strukturelle Skoliosen

　I. Haltungsfehler
　II. Hysterische (= neurotische) Skoliose
　III. Skoliose bei radikulärem Syndrom («Ischiasskoliose»)
　IV. Skoliose bei entzündlichen Erkrankungen (z.B. Appendizitis)
　V. Statische Skoliose
　VI. Skoliose bei Hüftkontrakturen

Biochemische, morphologische, biomechanische und kinesiologische und tierexperimentelle Untersuchungen konnten bislang die Ätiopathogenese der Skoliose nicht klären (66, 84). Eindeutig ist nur die familiäre Häufung der idiopathischen Skoliose. Dieser Häufung um das 20fache liegt ein nicht bekannter genetischer Defekt zugrunde. Die Skoliosen der Verwandten sind meist aus mehreren Krümmungen zusammengesetzt und so gering ausgeprägt, daß sie nur radiologisch nachgewiesen werden können. Herkunft und Entwicklung der idiopathischen Skoliose sind Gegenstand zahlreicher sogenannter Skoliosetheorien gewesen. Das Konzept von der Skoliose als Haltungsfehler oder als ins pathologisch gesteigerte und fixierte physiologische Rumpfbewegung ließ sich ebensowenig halten wie das von der Wirbelsäuleninsuffizienz, der Belastungsdeformität, der Skoliose als Rachitisfolge oder primäre Wachstumsstörung. Der vor allem von EULENBURG (19) vertretenen «myopathischen Theorie» liegt die Vorstellung zugrunde, daß Erkrankungen der Rumpfmuskulatur bei der Entstehung oder zumindest bei der Entwicklung der Skoliose eine Rolle spielen. Auf die Bedeutung pathologischer Zustände der Atemmuskulatur wies zuerst STROMEYER (106) (1836) hin. Die Muskeltheorie liegt bis zum heutigen Tag den meisten krankengymnastischen Therapiekonzepten einschließlich der Elektrostimulation bestimmter Rumpfmuskeln zur Verursachung und Behandlung von Skoliosen zugrunde. Die «myopathische Theorie» stützt sich im wesentlichen auf das Vorkommen von Skoliosen bei neuromuskulären Erkrankungen (Poliomyelitis, Muskeldystrophien, infantile Cerebralparesen) und auf die oft fehlinterpretierte Beobachtung, daß die oberflächliche und tiefe Rumpfmuskulatur bei Skoliosen auf der Konvexseite hypertrophiert ist und elektromyographisch eine vermehrte Aktivität aufweist. Die tiefe (autochthone, tonische) Muskulatur (transverso - spinale Gruppe) ist auf der Konvexseite im Scheitelwirbelbereich verkürzt. Aufgrund elektromyographischer und morphologischer Untersuchungen steht fest, daß die Veränderungen an der Muskulatur selbst und an den Muskel- und Sehnenspindeln und den Endplatten als Ausdruck der statisch bedingten Mehrbelastung der konvexseitigen Muskulatur und den damit verbundenen Trainingseffekten anzusehen sind. Es kommt zu einer Vermehrung der Muskelspindeln vom Typ I und zu einer relativen Verminderung der vom Typ II, also zu einer Vermehrung der phasischen Muskulatur mit vermehrter Kapillarisierung (79, 111). Die Befunde entsprechen den Ergebnissen der Auswirkung von Kraft- und Ausdauertraining auf die Muskulatur. Es ist nicht sicher, ob die autochthone (tiefe) Rückenmuskulatur überhaupt willkürlich beeinflußt werden kann (99, 113). JAMES (44) und auch SHARRARD (90) vertreten die Ansicht, daß Muskelimbalancen während des Wachstums unvermeidlich Knochendeformitäten nach sich ziehen. Trotzdem warnt JAMES (44) davor, die Imbalance als

Ursache der Skoliose anzusehen, da es viele Imbalancen ohne Skoliosen gibt oder Skoliosen ohne Imbalancen.

Nach den Untersuchungen von HEINE (36) ist die Rückenmuskulatur bei der Skoliose seitengleich angelegt und weist bei maximaler Anspannung annähernd gleiche Muskelaktivitäten auf. Nur bei geringerer Belastung wird die Muskulatur seitendifferent eingesetzt (und zwar um das Zwei- bis Dreifache auf der konvexen Seite). Diese Seitendifferenz ist dem Schweregrad der Skoliose direkt proportional. Elektromyographisch verhalten sich die Patienten mit Skoliosen nicht etwa wie Haltungsschwache, sondern wie Gesunde. Die Muskulatur spielt nicht nur ätiologisch bei der Skolioseentstehung keine Rolle, sie ist auch für die Progredienz ohne Bedeutung. Die Entwicklung der Lähmungsskoliosen ist nicht nur durch den Ausfall der erkrankten Muskeln bestimmt, sondern auch von der Kontraktur und Verkürzung der gesunden Rumpfmuskulatur. Gegen die Muskeltheorie spricht desweiteren die Beobachtung, daß nicht alle Rumpfmuskellähmungen zur Ausbildung einer Skoliose führen und daß die Krümmungsmuster der Lähmungsskoliosen nicht dem Lähmungsmuster entsprechen, sondern vielmehr der idiopathischen Skoliosen gleichen. Es entwickeln auch nur bis zu 60% der Patienten mit einer infantilen Cerebralparese eine Skoliose. Das Dominieren von Lage- und Haltungsreflexen führt zu mangelhafter Ausprägung von Gleichgewichts- und Stellreaktionen. Da bei über 80% der Patienten mit idiopathischen Skoliosen Übertragungsstörungen von den Propriozeptoren des Körpers auf die Gleichgewichtszentren nachweisbar sind und es viele und schon alte Hinweise auf das gestörte Haltungsgefühl der Skoliotiker gibt, liegt es nahe, als Ursache der Skoliose eine neuromuskuläre Störung anzunehmen. Wie bei allen anderen Skoliosetheorien muß wahrscheinlich aber davon ausgegangen werden, daß sich die neurophysiologischen Veränderungen sekundär, also als Folge der Skoliose entwickelt haben.

2 Prävalenz und Progredienz

Die Angaben zur Häufigkeit der idiopathischen Skoliose schwanken mit dem Durchschnittsalter der untersuchten Kollektive und dem Ausmaß der Krümmung, das der Diagnosestellung zugrundegelegt wird. Je kleiner der Krümmungswinkel ist, desto häufiger werden Skoliosen diagnostiziert (46). Bei Krümmungswinkeln über 10 Grad liegt die Häufigkeit bei Adoleszenten bei 2,5% (46, 86). Sie steigt auf 4,5% bis 14% an, wenn bereits ab 5 Grad von einer Skoliose gesprochen wird (10, 70, 86). Bei Winkeln ab 20 Grad liegt die Häufigkeit nur noch bei 4‰ (107). Nur in 1,6 bis 3‰ entwickeln sich Skoliosen mit einem Krümmungswinkel über 30 Grad (70, 107). Diese Häufigkeitsangaben sind überaus bedeutsam, da sie bei der Beurteilung der Effektivität bestimmter Therapieformen als Vergleichszahlen herangezogen werden. Auch die Angaben zur spontanen Progredienz sind sehr unterschiedlich und abhängig vom Geschlecht und der Skoliosedefinition. Bei den männlichen Adoleszentenskoliosen mit einem Krümmungswinkel von 5—10 Grad wurde nur in 5 bis 6,8% eine Progression festgestellt. Bei den weiblichen Patienten war immerhin in 15,4% eine Progression festzustellen (10, 86). Eine spontane Besserung wurde bei 22,4% festgestellt. Leichte Adoleszentenskoliosen sind bei Buben und Mädchen gleich häufig (10, 86). Jede Skoliose birgt die potentielle Gefahr der Progredienz in sich. Für die Prognose und Therapie ist die Beurteilung dieser Progredienz wichtig. Die Progredienz ist abhängig vom Skelettalter und vom kalendarischen Alter bei Entstehung der Skoliose, vom Krümmungsmuster der Skoliose und von einzelnen unterschiedlichen, klinisch und röntgenologisch erfaßbaren Symptomen (s. Kapitel 3). Nicht nur die Anzahl der Wirbel einer Kurve ist für die Beurteilung der Progredienz von Bedeutung, sondern auch das Verhältnis von Krümmungswinkel (α) und Anzahl der betroffenen Wirbel (n). Der Quotient α/n wird als Harringtonfaktor bezeichnet (35). Werte über 3 bedeuten eine Progressionsgefahr, bei Werten über 5 ist die Progression sogar sicher. Im puberalen Wachstumsschub sind die S-förmigen Skoliosen mit zwei Hauptkrümmungen gefolgt von den thorakolumbalen besonders prodregient (in 90 bzw. 70%). Dies trifft allerdings nur dann zu, wenn bereits vor der Menarche der Krümmungswinkel größer als 30 Grad war. Bei den thorakalen Krümmungen ist unter den gleichen Voraussetzungen etwa bei der Hälfte der Patienten mit einer Progredienz zu rechnen. Bei Eintritt der

Menarche sind drei Viertel des puberalen Wachstumsschubes bereits vorüber. Die sekundären Geschlechtsmerkmale beginnen sich meist etwa zwei Jahre vor der Menarche zu entwickeln, der Wachstumsschub setzt kurz vor dieser Entwicklung ein. Er erreicht sein Maximum ein Jahr danach. Mit 14 Jahren ist der Wachstumsschub beendet. Bei männlichen Individuen setzt der Wachstumsschub meist erst nach Beginn der Entwicklung der sekundären Geschlechtsmerkmale ein. Nach Wachstumsabschluß ist zumindest bei den leichten und mittelschweren Skoliosen nicht mehr mit einer nennenswerten Progredienz zu rechnen. Zur Bestimmung des Wachstumsabschlusses der Wirbelsäule werden verschiedene Reifezeichen herangezogen:

1. Verschluß der Ringapophysenfugen (Randleisten), er ist am besten erkennbar auf den Umkrümmungsaufnahmen, am längsten offen bleibt die Wachstumsfuge im Krümmungsscheitel.
2. Risser'sches Zeichen (Ossifikation der Darmbeinkammapophyse und der Verschluß der Apophysenfuge). Zwischen dem ersten und letzten Stadium (I. und V.) kommt es durchschnittlich noch zu einer Progredienz von 20 Grad. Das Zeichen hat eine begrenzte Aussagekraft.
3. Physiologische Reifezeichen (Pubertätsreifezeichen nach TANNER).
4. Ende des Längenwachstums des Rumpfes (Steh/Sitzgrößenrelation).
5. Skelettalter (bestimmbar durch das Carporadiogramm; je jünger der Patient, desto schlechter die Prognose).
6. Kalendarisches Alter (je früher die Progression eintritt, desto schlechter ist die Prognose).

Die Verschlechterung des Krümmungswinkels ist wahrscheinlich nicht vom Wachstumsschub an sich, sondern von der Wachstumsgeschwindigkeit abhängig. Es ist außerdem möglich, daß nicht das Wirbelsäulenwachstum die Progredienz bewirkt, sondern daß beide Prozesse unabhängig voneinander ablaufen und nur eine gemeinsame Ursache haben. Die Progredienz kann auch den Wachstumsschub überdauern. Die Skoliosen unter 15 Grad lassen keine einheitliche Entwicklung erkennen — weder in Richtung der Verbesserung noch der Verschlechterung. Sonst gilt der Grundsatz, daß die Prognose ungünstiger ist, je stärker die Torsion und die Krümmung ausgeprägt sind. Die durch strukturelle Veränderungen fixierten Krümmungen sind progredienter als die flexiblen. Der röntgenologische Nachweis zunehmender struktureller Veränderungen (zunehmende keilförmige Deformierung der Zwischenwirbelräume, denen die entsprechende Deformierung der Wirbelkörper selbst folgt) ist ebenfalls ungünstig zu bewerten.

Im Erwachsenenalter sind die einbogigen Skoliosen im Gegensatz zur Adoleszenz aus statischen Gründen progredienter als die S-förmigen. Die Progredienz im Erwachsenenalter beträgt generell durchschnittlich 0,6 bis 1 Grad pro Jahr. Nur bei schweren Skoliosen kann sie größere Werte erreichen. Die Progredienz im Erwachsenenalter soll durch das Auftreten und die Zunahme degenerativer Veränderungen vor allem an den Bandscheiben und den Abschlußplatten bedingt sein (108). Auch osteoporotische Wirbeldeformierungen wurden als Ursache der Progredienz beobachtet. ROBIN (83) vertritt die Ansicht, daß die von ihm festgestellte Skoliosehäufigkeit mit 28% deswegen so hoch sei, weil die idiopathische Skoliose auch noch im Erwachsenenalter neu entstehen könne. In der Schwangerschaft ist nur mit einer Progredienz zu rechnen, wenn die Skoliose vor der Schwangerschaft noch progredient war.

3 Nomenklatur und Symptomatologie

Von den strukturellen — durch Veränderungen am Bindegewebe, am Knorpel und Knochen fixierten — Skoliosen (92) sind die nichtstrukturellen Skoliosen zu unterscheiden. Die nichtstrukturellen Skoliosen werden auch als funktionelle oder habituelle Skoliosen oder als korrigierbare seitliche Fehlhaltung bezeichnet. Jede im Wachstumsalter auftretende echte Skoliose entwickelt sich in zunächst unmerklichem Übergang aus einer funktionellen Fehlhaltung. Funktionelle, also «dynamische» Veränderungen scheinen grundsätzlich der strukturellen Skoliose vorauszugehen. «Es sind jedoch nicht die einfachen Haltungsfehler, welche die spätere Deformität in sich bergen, sondern lokalisierte, auf kurze Wirbelsäulenabschnitte beschränkte Abweichungen des segmentalen Gefüges oder seiner Funktion, welche den Anlaß für die ganz charakteristische, wiederum von der normalen Bewegung abweichende funktionelle Entgleisung liefern» (SCHEDE (84, 96)). Da funktionelle Skoliosen beträchtliche Krümmungsradien aufweisen können und eine Torsion und Rotation der Wirbelsäule auch physiologischerweise vorhanden ist, ist die Unterscheidung funktioneller Skoliosen von beginnenden, echten Skoliosen (Übergangsskoliosen, Frühskoliosen) schwierig, für die Frühdiagnose und -therapie aber entscheidend. Sicher ist die Diagnose erst, wenn im Stehen eine röntgenologisch meßbare Seitverbiegung von 5 Grad oder mehr und bei der Inklination des Rumpfes eine sichtbare Deformität mit Rotation nachweisbar ist (70). Die Rotation (Drehung) der Wirbel gegeneinander und die Torsion der Wirbel und Wirbelsäule in sich (Drillung) ist ebenso wie die Neigung zur Progredienz das entscheidende Kennzeichen der echten Skoliose. Die Drehung erfolgt fast immer zur Konvexseite der Krümmung, ganz selten ist der Drehmechanismus umgekehrt («paradoxe Rotation» (113)). Das Ausmaß der Rotation läßt sich röntgenologisch an der Verlagerung der konvexseitigen Bogenwurzel zur Konkavseite abschätzen (Abb. 2). Beim Grad 3 hat die Bogenwurzel das mittlere Wirbelkörpersegment erreicht (entsprechend einer Rotation um 45 Grad). Aus methodischen Gründen ist die Bestimmung des Skoliosewinkels (Krümmungswinkel) selbst auf standardisierten Stehaufnahmen der Wirbelsäule im sagittalen Strahlengang problematisch. Gemessen wird der end-of-the-curve-Winkel, also der Winkel, unter dem sich die Geraden, die parallel zur Deck- bzw. Grundplatte des oberen und unteren Endwirbels verlaufen,

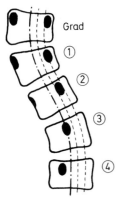

Abb. 2: Die vier Schweregrade der Wirbelrotation nach Nash und Moe.

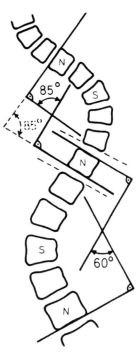

Abb. 3: Die Berechnung des Krümmungswinkels nach Cobb.

schneiden (Abb. 3) (11). Endwirbel einer Krümmung (Kurve) ist immer der, der als letzter noch zur Krümmung gehört. Er hat immer die stärkste Neigung zur Horizontalen. Nur an der Brustwirbelsäule entspricht der Endwirbel meist auch dem Neutralwirbel. Dieser ist nicht rotiert und weist die geringsten Deformierungen auf. Seine Abschlußplatten verlaufen parallel, der benachbarte Zwischenwirbelraum ist meist symmetrisch weit. Der Wirbel im Scheitel einer Krümmung wird als Scheitelwirbel bezeichnet. Er ist am weitesten von der Medianlinie entfernt, weist die geringste Neigung zur Horizontalen und die stärkste Rotation, Torsion und keilförmige Deformierung auf. Im Zweifelsfall kann nur anhand seitlicher Umkrümmungsaufnahmen (Bending-Test) entschieden werden, welches der Endwirbel einer Krümmung ist. Die Meßfehlerbreite liegt bei der Cobb'schen Methode bei 4 bis 6 Grad. Je nach Größe des Krümmungswinkels werden leichte Skoliosen (bis 20 Grad), mittelschwere (bis 50 Grad) und schwere (über 50 Grad) unterschieden. Bei der klinischen Beurteilung des Schweregrades einer Skoliose ist zu berücksichtigen, daß die Verkrümmung der Dornfortsatzreihe nicht mit der der Wirbelkörperreihe übereinstimmt (Abb. 4). Da die Dornfortsätze zur Konkavseite gedreht, aber nach der Konvexseite verbogen sind, erscheint die Dornfosatzreihe immer weniger gekrümmt als die Wirbelkörperreihe (Abb. 5). Über die Zusammenhänge zwischen Seitverkrümmung und Torsion bzw. Rotation der Wirbelsäule einerseits und Thoraxdeformität andererseits ist nichts Gesetzmäßiges bekannt. Klinisch lassen die kurzbogigen Skoliosen die Torsion deutlicher erkennen als die langbogigen. Entgegen der alten Lehrmeinung hat offensichtlich die Größe und Form des Rippenbuckels nichts mit dem Ausmaß der Wirbelsäulenverkrümmung, ihrer Rotation oder dem Rippenwirbelwinkel zu tun. Er soll bei männlichen Individuen seltener und flacher sein. Nur bei den Frühskoliosen soll die Thoraxde-

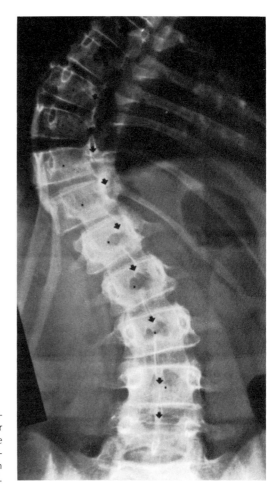

Abb. 4: Röntgenbild einer Thorakalskoliose. Die tatsächliche Verkrümmung der Wirbelsäule ist stärker ausgeprägt als die Krümmung der Dornfortsatzreihe (Pfeile). Deutliche Asymmetrie der Bandscheibenräume, Rotationsgrad II im Scheitelwirbelbereich (Th 10) und beginnendes Drehgleiten bei Th 12/L1.

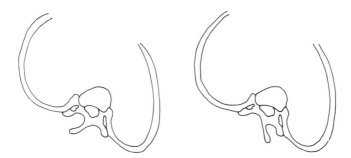

Abb. 5: Rotation des Wirbels zur Konvexseite der Krümmung mit Rotation des Thorax zur Konkavseite und Rippenbuckelbildung. Die Ablenkung des Dornfortsatzes kann sowohl zur Konvex- als auch zur Konkavseite erfolgen (s. Abb. 1 a und b).

formität dem Ausmaß der Rotation entsprechen. Der Thorax ist regelmäßig nach konkavwärts, also gegenläufig zur Wirbelsäule, verdreht (Abb. 5). Durch den Schub der Rippen soll es zur Wirbelsäulendeformierung kommen können, die Thoraxdeformität wird dann als Schrittmacher der Skoliose bezeichnet. Da die für die Skoliose typische Thoraxdeformität nie ohne Skoliose beobachtet worden ist, könnten die Veränderungen an der Wirbelsäule auch das Primäre sein. Ursache der Rippenbuckelbildung und Thoraxdeformierung wäre dann der konvexwärts gerichtete Zug der Querfortsätze an den Rippen. Auch die sagittalen Wirbelsäulenkrümmungen (Kyphose und Lordose) können bei der Entstehung und Ausprägung der Thoraxdeformität eine Rolle spielen. Es ist bekannt, daß die Lordosierung der Brustwirbelsäule zur Derotation, die Kyphosierung zur Rotationsverstärkung führt. Ob das Becken bei der Skoliose primär («Beckenskoliose») oder sekundär («Skoliosebecken») torquiert ist, ist ebenfalls umstritten. Definitive Untersuchungsergebnisse zum Neigungswinkel des Beckens bei der Skoliose liegen ebenfalls nicht vor. Der Begriff «hohe Hüfte» (= «schiefe Hüfte») bezeichnet die Betonung des Umrisses des konkavseitigen Beckenkammes durch die Einziehung des Taillendreiecks bei lumbalen Krümmungen. Von der Hauptkrümmung (major curve) ist die Nebenkrümmung (minor curve) zu unterscheiden. Die Hauptkrümmung ist die mit der stärksten Deformierung, Torsion und Fixation. Aufgrund dieser Eigenschaften wird sie meist als erste erkannt und — oft irrtümlich — als «primär» eingestuft. Röntgenverlaufsserien belegen, daß sich die sogenannte kompensatorische Krümmung (= sekundäre Krümmung) gerade an der oberen Brustwirbelsäule früher entwickelt und möglicherweise der Schauplatz der zunächst unerkannten Skolioseentwicklung ist. Nach der Lokalisation, Form und Richtung ihrer Krümmungen lassen die Skoliosen typische Krümmungsmuster erkennen. Diese führen zu unterschiedlichen Symptomen. Je größer die Anzahl der Kurven und je kürzer die einzelne Krümmung ist, desto geringer ist die Wirbelsäulendeformität. Solche Mehrfachkrümmungen sind selten (1,8%) und haben eine gute Prognose. Einfache Krümmungen und S-förmige Krümmungen sind insgesamt etwa gleich häufig (ungefähr 42%). MOE (70) unterscheidet folgende Krümmungsmuster:

— einfache thorakale Hauptkrümmung
— einfache thorakolumbale Hauptkrümmung
— einfache lumbale Hauptkrümmung
— Hauptkrümmung thorakal, Nebenkrümmung lumbal
— thorakale und lumbale Hauptkrümmung
— thorakale und thorakolumbale Hauptkrümmung
— doppelte thorakale Hauptkrümmung
— zusammengesetzte Krümmungsmuster.

Aufgrund methodischer Probleme schwanken die Häufigkeitsangaben für die einzelnen Krümmungsmuster. Cervicothorakale Krümmungen sind selten (1—3%). Der Scheitel liegt meist bei Th 3, die Krümmung ist kurzbogig. Thorakale Krümmungen (mit Scheitelwirbel von Th 5 bis Th 12) werden in allen Lebensaltern am häufigsten diagnostiziert (22 bis 42%). Thorakolumbale Krümmungen (Scheitelwirbel von Th 8 bis L 3) sind seltener (8 bis 16%) und ebenso wie die adoleszenten thorakalen Skoliosen meist rechtskovex. De facto sind die thorakolumbalen Krümmungen wahrscheinlich häufiger als thorakale. Sie werden nur am leichtesten übersehen (10). Lumbalskoliosen (Scheitel von L 1 bis L 5) sind meist linkskonvex, leicht ausgeprägt und nur in der Adoleszenz progredient, wenn sie mit einer thorakalen Hauptkrümmung kombiniert sind. Die Lumbalskoliosen sind mit 26% noch relativ häufig, sie werden bei weiblichen Individuen häufiger diagnostiziert. Änderungen im Krümmungsverhalten während des Wachstums wurden im Gegensatz zu den Thorakalskoliosen bei den Lumbalskoliosen nicht beobachtet.

Das Ausmaß der Fixation einer Krümmung läßt sich klinisch entweder durch die aktive Aufrichtung durch Selbstredression, Selbstextension und Umkrümmung vor der Meßlatte bestimmen oder passiv durch Extension oder Seitneigung des Rumpfes bei Hüftbeugung. Auch die klinisch meßbare Differenz der Rumpflänge im Stehen und Liegen läßt gewisse Rückschlüsse auf das Ausmaß der strukturellen Veränderungen zu. Unter Rumpfüberhang versteht man die Transversalverschiebung der Wirbelsäule. Sie erfolgt stets zur Konvexseite der Hauptkrümmung. Ebenso wie das Drehgleiten (Pseudospondylolisthesis) an der Lendenwirbelsäule im Bereich der Bewegungssegmente zwischen zwei Endwirbeln ist sie ein Hinweis auf die statische Insuffizienz der Wirbelsäule mit Dekompensation. Der Begriff Kyphoskoliose wird oft falsch verwandt, wenn ein Rippenbuckel das Vorliegen einer pathologischen Kyphosierung der Brustwirbelsäule (über 40 Grad) vortäuscht. Die echte Kyphosierung der Brustwirbelsäule durch schwere Skoliosen ist allerdings nichts Ungewöhnliches. Sie entsteht wie das Drehgleiten an der Lendenwirbelsäule zwischen zwei Hauptkrümmungen durch die gegenläufige Aufdrehung des Bewegungssegmentes. Die Kyphosierung führt zum «Aufreiten» der Rippen auf der Konkavseite («Chevauchement costal») mit «Stegbildung» («Chevalet») und klinisch tastbarer Vorwölbung der übereinander geschobenen Rippen. Der Begriff Lordoskoliose wird selten benutzt, obwohl die Abflachung der Brustwirbelsäule (Hypokyphose) bei der Skoliose häufig ist.

Die idiopathischen (= genuinen oder essentiellen) Skoliosen werden auch nach dem Lebensalter der Patienten bei Erkennung (nicht Entstehung) der Skoliose klassifiziert (45). Die infantilen Skoliosen (0 bis 3 Jahre) sind von den kongenitalen Skoliosen (Mißbildungsskoliosen) und den seltenen angeborenen seitlichen Wirbelsäulenfehlstellungen (= Haltungsskoliosen, postural scoliosis) ohne Mißbildung der Wirbelsäule zu unterscheiden. Von den eigentlichen idiopathischen infantilen Skoliosen sind zudem die Schräglageskoliosen als postnatal auftretende Lagerungsschäden bei konstitutioneller Disposition abzugrenzen. Die Differentialdiagnose ist durch den Nachweis der Symptome des «Siebener-Syndromes» relativ einfach (66). Die angeborenen seitlichen Wirbelsäulenfehlstellungen und die postnatal neu auftretenden Lagerungsschäden wurden früher als Säuglingsskoliosen bezeichnet. Echte infantile idiopathische Skoliosen sind selten (0,5% aller Skoliosen (80)). Größere Häufigkeitsangaben sind darauf zurückzuführen, daß die sogenannte Säuglingsskoliose miterfaßt wurde (66). Die idiopathische infantile Skoliose wird bei männlichen Säuglingen und Kleinkindern häufiger beobachtet, sie ist meist thorakal linkskonvex ausgeprägt und kann — die Angaben schwanken zwischen 30 und 90% der Fälle — spontan ausheilen (sogenannte resolving scoliosis) oder benigne oder maligne progredient sein. Die «Ausheilung» (resolution) kann entweder früh oder spät — manchmal erst im 7. oder 8. Lebensjahr — erfolgen (Abb. 163) (67). Besonders maligne sind die «dysplastischen» oder «dystrophischen» Skoliosen (67). Sie sind gekennzeichnet durch das Auftreten von Mißbildungen (minor und major anomalies). Die Skelettreifung ist meist verzögert, das Längenwachstum unter die 50. Percentile vermindert. Die Kinder mit malignen Skoliosen sind meist schlank und von leptosomalem Körperbau, die Wirbelsäule wird früh rigide trotz einer generalisierten Hypermobilität (stiff

type) (67). Die früh auftretenden strukturellen Veränderungen an den Bandscheiben (Nachweis durch Röntgenaufnahmen in Suspension) sind prognostisch ebenso ungünstig zu bewerten wie kurze Kurven, starke Rotation oder ausgeprägte Nebenkrümmungen. Bei männlichen Individuen sind die Verläufe häufiger maligne. Zur Differenzierung der malignen Skoliosen von den benignen Verlaufsformen kann auch die Bestimmung des Rippenwirbelwinkels (RVAD nach MEHTA) herangezogen werden. Bei Winkeln unter 20 Grad darf eher von einer günstigen Prognose ausgegangen werden. Die spontane Heilung der resolving scoliosis benötigt durchschnittlich 12 Monate bis drei Jahre. Vereinzelt sind sogar Heilungen erst nach acht Jahren beobachtet worden. Bei erst nach dem dritten Lebensjahr auftretenden Skoliosen wurden noch nie Spontanheilungen beobachtet — ebensowenig bei strukturell bereits veränderten Skoliosen älterer Kinder.
Juvenile Skoliosen (3. bis 10. Lebensjahr) sind selten (ungefähr 5%), sie sind bei Buben und Mädchen gleich häufig und jenseits des 5. Lebensjahres meist rechtskonvex thorakal. Zur Progression kommt es meist erst in der Adoleszenz. Bei den juvenilen Skoliosen mit spontaner Verbesserung des Krümmungswinkels oder mit spontaner Heilung handelt es sich wahrscheinlich um persistierende infantile Skoliosen. Prospektive Verlaufsbeobachtungen zeigen, daß die Skoliosen in diesem Alter häufig nicht nur ihre Krümmungsrichtung ändern, sondern manchmal sogar mehrfach ihr Kurvenmuster und die Höhe der Scheitelwirbel ändern. Da die Adoleszentenskoliosen (über 10 Jahre) die häufigsten aller idiopathischen Skoliosen sind und wesentlich häufiger bei Mädchen beobachtet werden und bei diesen häufiger progredient sind mit überwiegend rechtskonvexer thorakaler Ausrichtung, bedeutet dies, daß die juvenilen Skoliosen mit zunehmendem Alter den Adoleszentenskoliosen immer ähnlicher werden. Die Vorstellung, daß die idiopathische Skoliose immer als infantile Skoliose entstehe und sich dann als juvenile und adoleszente Skoliose unterschiedlich manifestiere, ist für die Frühtherapie bedeutsam. Gegen dieses Konzept spricht der Umstand, daß infantile Skoliosen meist linkskonvex, adoleszente jedoch rechtskonvex ausgeprägt sind. Dieser während des Wirbelsäulenwachstums zuerst von JAMES (44) beschriebene «Seitenwechsel» der Hauptkrümmung ist möglicherweise gar nicht vorhanden, sondern auf die methodische Schwierigkeit zurückzuführen, die «Primärkrümmung» wegen des Wanderns der Scheitelwirbel und der Veränderungen der Krümmungsmuster zu identifizieren. Die als «Geschlechterwechsel» bezeichnete auffällige Diskrepanz in der Geschlechtsverteilung bei den infantilen und Adoleszentenskoliosen mit Dominanz der männlichen Individuen nur bei den infantilen Skoliosen ist möglicherweise ebenfalls nur methodisch bedingt. Wahrscheinlich ist es so, daß bei einem Geschlecht leichte oder leichtere Skoliosen häufiger sind und deswegen nicht diagnostiziert und in den Statistiken nicht berücksichtigt werden. Daß in den älteren Studien die Skoliosen bei Frauen häufiger angegeben wurden, führt BROOKS (10) darauf zurück, daß der Rippenbuckel bei Frauen wesentlich häufiger sei als bei Männern und deswegen die Skoliose eher erkannt werde. Wahrscheinlich sind infantile Skoliosen bei männlichen Individuen progredienter, während die Adoleszentenskoliosen bei weiblichen Individuen die stärkere Progression aufweisen. Die Adoleszentenskoliosen werden meist im vorpubertären Wachstumsschub manifest (ungefähr 10. Lebensjahr). Ihre Progredienz ist ebenfalls vom Krümmungsmuster abhängig. Mehrbogige Skoliosen sind ebenso wie die kurzen einbogigen Skoliosen wenig progredient im Gegensatz zu den langen einbogigen.

4 Befund

A. Bedingungen der Befundaufnahme

Umgebung
Der Raum soll angenehm warm sein, ebenso der Fußboden (entsprechende Unterlage als Behelf).
Der Patient ist so weit wie nötig entkleidet (Turnhose, Bikini).
Das Licht soll symmetrisch auf die jeweils zu beurteilende Körperebene fallen.

Position des Patienten
Der Patient wird aufgefordert, so zu stehen, wie er gewohnheitsmäßig steht. Es soll kein Spiegel in der Nähe stehen. Der Patient würde, veranlaßt durch sein Spiegelbild, sofort seine Gewohnheitshaltung verändern.

Position des Untersuchers
Die Position des Untersuchers muß die Blickrichtung senkrecht zur beobachteten Körperebene sowie gleichen Blickwinkel für die rechte und linke Körperhälfte ermöglichen.

Beobachtungssituation
Beurteilt wird die Haltung im Stand. Man muß eine zufällig eingenommene Haltung von der Gewohnheitshaltung unterscheiden: Der Patient geht mehrmals einige Schritte hin und her und kehrt zur Ausgangsposition zurück. Das immer wiederkehrende Haltungsmuster ist als Gewohnheitshaltung anzusehen.
Weitere wichtige Beobachtungssituationen sind
— Haltung und Bewegung beim Gehen (z.B. mit Schwerpunkt der Haltung des Rumpfes und Bewegung der Rumpfabschnitte gegeneinander, Erfassen bestehender Asymmetrien in Haltung und Bewegung) sowie

— die Sitzhaltung (z.B. beim Schreiben, beim Zuhören; Beinhaltung, Beckenhaltung, Haltung der darüberliegenden Rumpfabschnitte in Beziehung zueinander und in Beziehung zum Lot).

Darüberhinaus muß während jeder Behandlung in jeder Ausgangsposition und bei jedem Bewegungsablauf durch gezielte Beobachtung (z.B. Erfassen von Asymmetrien, kompensatorischen Bewegungen, mangelhafter aktiver Kontrolle von Gelenkstellungen) (95, 110) der Befund erweitert werden, um daraus Behandlungsansätze abzuleiten.

Die Beobachtung erfolgt systematisch von caudal nach cranial. Die Körperhaltung wird von verschiedenen Seiten betrachtet, wobei die Abweichung von der «guten Haltung» (14) auf die Körperebene (frontale, sagittale, horizontale) bezogen werden (42). Das Maurerlot ist Hilfsmittel zur Beurteilung lotrechter Haltung und zur Quantifizierung der Abweichung.

B. Befundaufnahme

Sichtbefund

Hautfarbe an den Akren

Relativ häufig ist an Händen und Füßen, manchmal auch an den angrenzenden Extremitätenabschnitten eine livide, marmorierte Verfärbung (Akrozyanose) zu beobachten, die bei längerem Stehen zunimmt.

Haltung

Frontale Ebene — Blick von hinten
— Der Verlauf der Achillessehne ermöglicht den Rückschluß auf die Calcaneusstellung (calcaneus valgus, - varus).
— Die Höhe der Kniefalten orientiert über die Unterschenkellänge.
— Die Höhe der Glutäalfalten orientiert grob über die Beinlänge.
— Die asymmetrische MICHAELIS'sche Raute ist diagnostischer Hinweis auf Beckenasymmetrie. Steht sie schräg, so deutet dies auf Beckenschrägstand hin.
— Prüfung des Beckenstandes:
Im Stand legt der Untersucher seine beiden Daumen auf die seitlichen Eckpunkte der MICHAELIS'schen Raute (spinae iliacae post. sup.) und seine radialen Handkanten von oben auf die Beckenkämme (Abb. 6). Durch horizontale Blickrichtung auf das Becken wird der Beckenstand beurteilt. Dann wird von ventral durch Lokalisieren der spinae iliacae ant. sup. mit beiden Daumen geprüft, ob diese sich auf gleicher Höhe befinden. Hierbei kann auch die nach dem Wasserwaagenprinzip arbeitende Beckenwaa-

Sichtbefund · 15

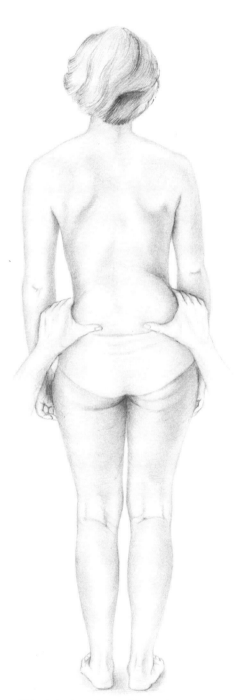

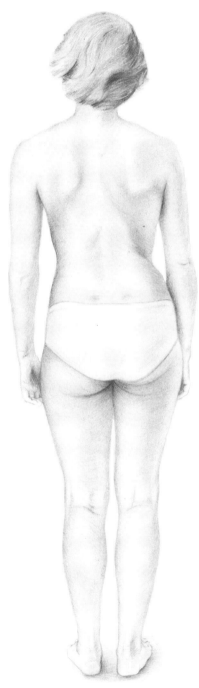

Abb. 6: Prüfung des Beckenstandes.

Abb. 7: Sichtbefund frontale Ebene, Blick von hinten: Asymmetrie der Taillendreiecke, des Scapulastandes, der Schulter-Nackenlinie.

ge eingesetzt werden. Steht die dorsale und die ventrale Spina der gleichen Seite tiefer, so ist wahrscheinlich das Bein dieser Seite kürzer. Nach probeweisem Unterlegen von Brettchen in erforderlicher Höhe kann das Verhalten der Wirbelsäule auf den Längenausgleich mittels Loten in der frontalen Ebene beurteilt werden.
Steht die dorsale Spina der einen und die ventrale Spina der anderen Seite tiefer, so ist dies ein Hinweis auf Störung eines oder beider Iliosakralgelenke, die dann einer eingehenden Untersuchung bedürfen (23).

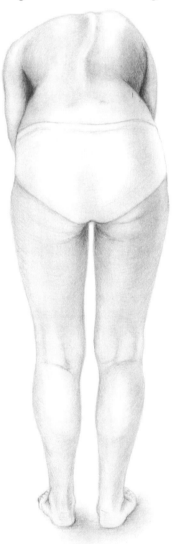

Abb. 8: Rumpfbeuge, Blick von hinten tangential über den Rücken:
Der Rippenbuckel rechts wird deutlich sichtbar, ebenso der Lendenwulst links.

— Das Taillendreieck, gebildet durch die mediale Begrenzung des hängenden Armes und die seitliche Begrenzung des Rumpfes, ist bei Seitendifferenz ein früher diagnostischer Hinweis auf skoliotische Haltung und Skoliose (Abb. 7). Die Form des Taillendreiecks kann lang oder kurz (zwischen Axilla und Trochanter major), tief oder flach (zwischen Ellbogen und Taille), geschlossen oder offen (Abstand zwischen Unterarm und Hüfte) sein.

— Das Erkennen der Wirbelsäulenkrümmungen im Sinne einer Skoliose erfolgt aus dem Stand in Flexionshaltung der Wirbelsäule (Abb. 8). Der Blick des Untersuchers, von hinten oder vorn tangential über den einzelnen Abschnitten des Rumpfes, erfaßt auch geringfügige Niveauunterschiede der beiden Rumpfhälften in einem oder mehreren Rumpfabschnitten. Den Scheitelpunkt der Krümmung kann man finden, indem man den Verlauf der am deutlichsten nach dorsal gedrehten Rippe der Konvexseite zur Wirbelsäule hin verfolgt; die Rippe artikuliert mit dem Scheitelwirbel.
Die häufig aufgezeichnete Dornfortsatzreihe läßt wegen der Torsion der Wirbel keine Einschätzung der Skoliose zu (105).

— Bei der Beurteilung des Scapulastandes ist zu bedenken, daß die Position der Schulterblätter abhängig ist von der Thoraxform sowie von Länge und Tonus der die Scapula fixierenden Muskulatur. Mit der Progredienz der Skoliose nimmt auch die Asymmetrie der Scapulahaltung zu.
Beurteilt werden Verlauf der margo medialis und Position des angulus inferior in Bezug auf eine gedachte Körpermittellinie (Lot) (Abb. 7).

— Der Verlauf der Schulter-Nackenlinie ergibt sich aus Scapulahaltung, Hals- und Kopfhaltung sowie dem Muskelrelief. Je stärker eine hochthorakale Krümmung ausgeprägt ist, desto deutlicher zeigt sich die Asymmetrie der Schulter-Nackenlinie (Abb. 7).

Sichtbefund · 17

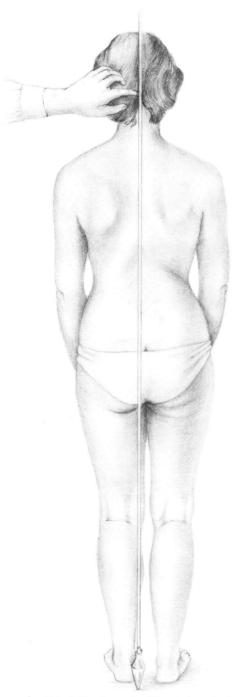

Abb. 9: Das Loten der Körperhaltung in der frontalen Ebene zwischen Hinterhaupt und Fußboden: Das Abweichen einzelner Körperabschnitte von der Lotlinie wird deutlich. Analog dazu erfolgt das Loten des Rumpfes zwischen 7. Halswirbeldorn und Kreuzbeinmitte.

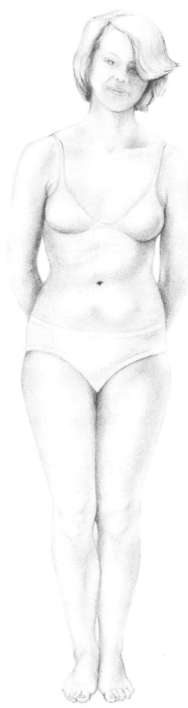

Abb. 10: Sichtbefund frontale Ebene, Blick von vorn: Skoliosetypische Veränderungen sind ventral weniger deutlich als dorsal ausgeprägt. Die Kopfhaltung kann auch gewohnheitsmäßig asymmetrisch sein (Frisur).

18 · Sichtbefund

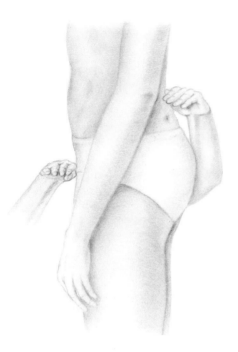

Abb. 11: Bestimmung des Beckenneigungswinkels:
Die Verbindungslinie zwischen dem Oberrand des Kreuzbeines und dem oberen Rand der Symphyse schneidet hier eine horizontale Linie im Winkel von 45° (physiologisch ca. 60°). Das Becken wird extendiert (aufgerichtet) gehalten.

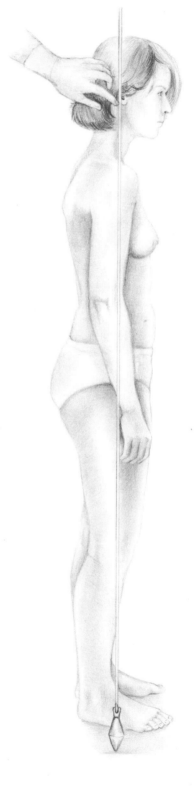

Abb. 12: Das Loten der Körperhaltung in der sagittalen Ebene erfolgt vom Proc. mastoideus zum Os naviculare pedis. Die großen Gelenke befinden sich auf der Lotlinie.

Beurteilt werden Höhe des Acromionstandes, Länge der Schulterlinie (= Schulterbreite), Neigung der Schulterlinie, Winkel zwischen Schulter- und Halskontur.
— Die Kopfhaltung kann aus Gewohnheit (z.B. durch Frisur, Abb. 10) oder durch die Skoliose bedingt (hochthorakale Gegenkrümmung) asymmetrisch sein.
— Das Loten des Rumpfes (zwischen 7. Halswirbeldorn und Kreuzbeinmitte) gibt Aufschluß über Kompensation der Wirbelsäule. Die Angabe erfolgt in Zentimetern.
— Das Loten des ganzen Körpers (zwischen Hinterhaupt und Fußboden) läßt erkennen, ob in den Gelenken der Halswirbelsäule und der unteren Extremitäten ein Überhang kompensiert wird (Abb. 9).

Der Blick von vorn ergänzt den Sichtbefund der frontalen Ebene; es erscheinen die der Skoliose eigenen Veränderungen des Thorax in geringerer Ausprägung als dorsal (z.B. ist die Vorwölbung der Rippen links ventral geringer ausgeprägt als der Rippenbuckel rechts dorsal, Abb. 10).

Sagittale Ebene — Blick von der rechten und von der linken Seite
— Form und Haltung des Längsgewölbes
— Haltung der Kniegelenke
— Beurteilung der Hüftgelenkshaltung und der Kreuzbeinhaltung durch Bestimmung des Beckenneigungswinkels (eine gedachte Linie zwischen Promontorium und Symphyse ist bei normaler Beckenform und Körperhaltung ca. 60° gegen die Horizontale geneigt, Abb. 11). Im Vergleich zur röntgenologischen Bestimmung ist die klinische ungenau, doch genauer als andere klinische Verfahren. Wegen des therapeutischen Ansatzes ist es wichtig, zwischen Beckenhaltung und Haltung der Lendenwirbelsäule zu unterscheiden.
— Haltung der Lendenwirbelsäule, der Brust- und Halswirbelsäule.
— Loten der gesamten Körperhaltung (Abb. 12). Der Ausgangspunkt wird bei geradeaus gehaltenem Kopf auf den Processus mastoideus projiziert. Bei guter Haltung liegen Schultergelenk, Trochanter major, Kniegelenkmitte und Os naviculare pedis auf der Lotlinie. Beurteilt wird die Verlagerung der genannten Punkte nach vorn oder hinten. Zu erwarten sind bei der Skoliose Differenzen beim Aspekt von der rechten und der linken Seite. Dadurch deuten sich Veränderungen der Haltung in der Horizontalebene an.

Horizontale Ebene — Blick von hinten oben oder vorn oben

Erfaßt werden soll die Verdrehung folgender Körperabschnitte gegeneinander:
Füße, Kniegelenke, Becken, Thorax, Schultergürtel, Kopf. Bei der «guten Haltung» befinden sich die genannten Körperabschnitte («Kontrollpunkte», 95) in der frontalen Ebene. Die idiopathische Skoliose zwingt die Konvexseite nach dorsal, die Konkavseite nach ventral. Die angrenzenden Körperabschnitte sind in die Verschraubung des Körpers eingeschlossen, teilweise in geringerer Ausprägung, teilweise mit einer Gegendrehung.
M. SCHARLL hat im Jahre 1958 ihren Vorschlag veröffentlicht, wie die Abweichungen in der horizontalen Ebene quantitativ erfaßt und dokumentiert werden könnten (94):

Schon vor längerer Zeit wies ich auf die Möglichkeit einer einfachen Art der L o t u n g hin, die zwar leider keinerlei Anspruch auf wissenschaftliche Genauigkeit erheben kann, aber doch einigermaßen die Schwere der Verschraubung beim skoliotischen Körper darstellt. Oft zeigt sich diese nämlich schon recht hochgradig, trotzdem die Verkrümmung klinisch noch gering erscheint, ebenso findet sich auch die Umkehrung dieses Verhältnisses.

Wir geben den Füßen des frei stehenden Patienten durch ein „T"förmiges Brettchen Richtung auf einem Blatt Papier und umreißen die Fuß-Konturen mit senkrecht gehaltenem Stift. Dann loten wir

a) beide äußeren Knöchel,
b) beide vorderen Darmbeinecken (Becken),
c) die vorne am stärksten vorspringenden Punkte des unteren Rippenrandes (Thorax)

und bezeichnen die Lotungspunkte auf der Unterlage. Zuletzt verbinden wir die jeweils zusammengehörigen Zeichen durch Querlinien und erhalten dann etwa folgendes Bild: Siehe Abb. Die Überschneidung der Kontroll-

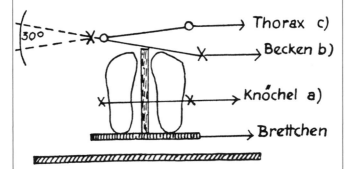

linien zeigt rasch die Stärke der Verdrehung des Beckens über der Unterstützungsfläche sowie des Thorax über beiden an. Evtl. kann man die Verbindungs-Striche auf der Seite der Convergenz verlängern und die Winkelgrade zwischen beiden beziffern.

Bei einer Kontrolle tritt der Patient in die vorherigen Fuß-Skizzen, Lotung und Bezeichnung wiederholen sich, und Weiterverschraubung oder — im günstigen Fall — Aufdrehung lassen sich einigermaßen ablesen.

Weitere sichtbare Veränderungen der Haltung und der Form, die Auswirkung auf Statik und Dynamik haben, müssen erfaßt und beurteilt, nötigenfalls auch isoliert behandelt werden (z.B. Sichelfuß, Klumpfuß, Genua vara/valga, Hüftgelenksdysplasie und Luxation, Schiefhals).

Tastbefund

Hauttemperatur und Trophik

Besonders an den Akren kann sich die Haut kühl bis kalt, manchmal feucht anfühlen. Auch das Gegenteil, extrem trockene Haut, ist zu finden.

Verschieblichkeit des Bindegewebes

Bei Kindern und Jugendlichen mit leichten Skoliosen konnte keine Veränderung gefunden werden. Bei Erwachsenen mit Skoliosen können vorhandene Bindegewebszonen wie beim Gesunden organspezifisch interpretiert werden.

Spannungsgrad der Muskulatur

Die Muskelspannung wird erfaßt am entspannt gelagerten Muskel. Beurteilt werden je nach anatomischer Form und Lage eines Muskels Volumen, Spannungsgrad, umschriebene strang- und knotenförmige Härten, Verhaftungen der Muskelränder mit der Unterlage sowie Verschieblichkeit und Abhebbarkeit von der Unterlage.
Schwerpunktmäßig werden folgende Muskeln befundet: Mm. ischiocrurales, Mm. glutaei, M. latissimus dorsi, M. trapezius, Mm. rhomboidei, M. levator scapulae, M. erector spinae.

Funktionsbefund

Gekenkbeweglichkeit
— Wirbelsäule aktiv —

Sagittale Ebene
Im Stand wird die Wirbelsäule in allen Abschnitten maximal aktiv extendiert und flektiert. Durch Aspekt von der Seite wird beurteilt, in welchen Abschnitten die Bewegung vermehrt oder vermindert ausgeführt wird. Orientierungshilfe ist der physiologische «harmonische Bogen» (23) (Abb. 13).

Frontale Ebene
Im Sitz mit breit abduzierten Beinen und Belastung beider Sitzbeine wird eine Hand an die gleichseitige Schulter gelegt, der andere Arm hängt. Die Lateralflexion erfolgt zur Seite des hängenden Armes. Beobachtet wird, in welchen Abschnitten die Bewegung erfolgt und wie groß der gesamte Bewegungsausschlag ist. Orientierungshilfe ist wieder ein physiologischer «harmonischer Bogen».

22 · Funktionsbefund

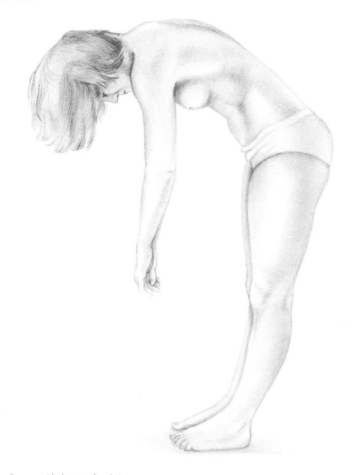

Abb. 13: Rumpfbeuge, Blick von der Seite:
Die Flexion ist in der ganzen Wirbelsäule erheblich eingeschränkt, in einzelnen Abschnitten unterschiedlich stark. Um das Gleichgewicht halten zu können, wird das Becken weit nach hinten verlagert.

Horizontale Ebene

Im Sitz mit geschlossenen Beinen müssen die Kniegelenke aktiv oder passiv auf gleicher Höhe gehalten werden. Die Arme sind überkreuzt, die Hände liegen jeweils auf der kontralateralen Schulter, um kompensatorische Bewegungen mit dem Schultergürtel zu vermindern.
Beurteilt werden Ausmaß der Bewegung und Seitendifferenz.

— *Wirbelsäule passiv* —

Der bei der aktiven Bewegung gewonnene Eindruck soll durch passive Beweglichkeitsprüfung und Erfassung des Endgefühls präzisiert werden (23).

Sagittale Ebene

Extension aus Bauchlage, Oberarme und Stirn des Patienten liegen auf dem Unterarm des Untersuchers. Die freie Hand des Untersuchers fixiert jeweils den caudalen Abschnitt der Brustwirbelsäule und erfaßt mit Zeige- und Mittelfinger die Bewegung des cranialen Wirbeldorns gegen den caudalen, während der andere Arm den cranialen Teil des Rumpfes anhebt. Die Untersuchung der Lendenwirbelsäule erfolgt auf die gleiche Weise durch Anheben der caudalen Körperhälfte.
Beurteilt wird das Ausmaß der jeweiligen Beweglichkeit benachbarter Segmente im Vergleich zur physiologischen Beweglichkeit (Lendenlordose, Brustkyphose) sowie die Qualität des Endgefühls.
Flexion aus lockerer hinterer Sitzhaltung, der Untersucher umfaßt den Schultergürtel und verstärkt die Flexion durch weiches Bewegen, um die Qualität des Endgefühls zu erfassen. Mit Zeige- und Mittelfinger der freien Hand wird erspürt, zwischen welchen Dornfortsätzen eine Bewegung erfolgt und welche Segmente fixiert sind.

Frontale Ebene

Bauchlage, Oberarme und Stirn des Patienten liegen auf dem Unterarm des Untersuchers, der die craniale Körperhälfte des Patienten gegen den fixierten caudalen Abschnitt in Lateralflexion nach rechts und links bewegt.
Beurteilt werden Ausmaß, Lokalisation und Endgefühl der Bewegung, auch im Hinblick auf Seitendifferenz.

Horizontale Ebene

Aus aufrechtem Sitz mit überkreuzt gehaltenen Armen fixiert der Untersucher beide Knie des Patienten mit seinen Knien und dreht den Rumpf des Patienten nach rechts und links, wobei er am Thorax möglichst cranial greift, auf einer Seite ventral auf der anderen dorsal, bei der Gegenbewegung umgekehrt. Bewegungsausmaß und Qualität des Endgefühls werden erfaßt, auch im Hinblick auf Seitendifferenz.
Je schwerer die Skoliose ist, desto problematischer wird die passive Funktionsprüfung in Durchführung und Aussagekraft.

— *Schultergelenke passiv* —

Aus Sitz oder Stand wird bei manuell fixierter Scapula der Arm passiv in volle Elevation bewegt und dabei Ausmaß und Endgefühl der Bewegung im Seitenvergleich erfaßt. Das Ausmaß der Beweglichkeit muß auf die jeweilige Position der Scapulae bezogen werden, da sich diese durch die asymmetrische Thoraxform in asymmetrischer Stellung befinden und bei seitengleicher Beweglichkeit im Schultergelenk eine seitenungleiche Bewegung des Armes im Raum bedingen können.

— *Hüftgelenke passiv* —

Besonderes Augenmerk muß auf die Extension gerichtet werden. Das Knie des zu untersuchenden Beines bleibt gestreckt, um die maximale Dehnung des M. rectus femoris zu verhindern.
Untersuchung in Rückenlage (THOMAS'scher Handgriff: Der Patient beugt das nicht zu untersuchende Bein in Hüft- und Kniegelenk an und hält es mit beiden Händen in maxi-

maler Flexion. Damit wird das Becken über seine physiologische Stellung hinaus aufgerichtet (extendiert), die Lendenlordose aufgehoben. Der Untersucher kann diese Position sichern, indem er das Os ileum der zu untersuchenden Seite durch Druck von ventral gegen die Spina iliaca ant. sup. auf die Unterlage fixiert. Bleibt der Oberschenkel der gleichen Seite auf der Unterlage liegen, so kann die Extension im Hüftgelenk mit ca. 15—20° als frei bezeichnet werden. Hebt sich der Oberschenkel ab, so wird unter Fixation des Beckens der Oberschenkel weich in Richtung Extension bewegt. Ist das Endgefühl weich-elastisch, so sind wahrscheinlich die eingelenkigen Hüftflexoren verkürzt, was durch den Tastbefund des M. tensor fasciae latae zum Teil, durch Prüfung der Dehnfähigkeit sicher bestätigt werden kann. Bei fest-elastischem Endgefühl unter Berücksichtigung der Konstitution des Patienten besteht der Verdacht auf Kontraktur der Gelenkkapsel, was durch Prüfung des Gelenkspiels (23) objektiviert wird.

Die Untersuchung ist auch in Seitlage möglich bei gleichen Gelenkstellungen und entsprechender Fixation.

Bei gelegentlich bestehender schwerer Hüftgelenksdysplasie wird durch erhebliche Einschränkung der Flexion die Statik des Rumpfes im Sitz ungünstig beeinflußt. Außerdem erzwingen Ab- und Adduktionskontrakturen einen Beckenschiefstand und damit eine skoliotische Einstellung der Wirbelsäule, was die exakte Erfassung der Beweglichkeit notwendig macht.

— *Übrige Gelenke* —

Die übrigen Gelenke werden auf Hypo- und Hypermobilität (23) hin untersucht (Knie- und Sprunggelenke, Ellbogen-, Hand- und Fingergelenke).
Zur Beurteilung werden Normmaße sowie die Konstitution des Patienten berücksichtigt.

Dehnfähigkeit der Muskulatur

Zu untersuchen sind diejenigen Muskeln, die zur Verkürzung neigen und damit die Korrektur der Becken- und Schultergürtelhaltung erschweren.

M. rectus femoris:
In Rückenlage bei maximal gebeugtem anderem Bein hängt das zu untersuchende Bein frei über die Bankkante. Da das Becken über die physiologische Stellung hinaus aufgerichtet (extendiert) und die Lendenlordose aufgehoben ist, hängt der Oberschenkel bei freier Hüftgelenksextension in der Horizontalen. Bei Verkürzung des M. rectus femoris befindet sich das Kniegelenk in einer Flexionsstellung zwischen 40 und 80°. Die Dehnfähigkeit des Muskels wird geprüft, indem man passiv das Kniegelenk weiter in Beugung bewegt, ohne gleichzeitig in Richtung Fußboden zu drücken (55). Am Ende der Dehnfähigkeit wird sich der Oberschenkel anheben, um über dem Hüftgelenk zu entlasten. Möglicherweise gibt der Patient einen Dehn- oder Spannungsschmerz im Verlauf des Muskels an.

M. tensor fasciae latae:
Aus gleicher Ausgangsposition wird das Bein passiv in Adduktion/Außenrotation bewegt. Nimmt dabei die Flexion im Hüftgelenk zu, so ist die maximale Dehnung des M. tensor fasciae latae erreicht.

M. iliopsoas:
Aus gleicher Ausgangsposition wird das Bein passiv in Abduktion/Innenrotation bewegt. Nimmt dabei die Flexion im Hüftgelenk zu, so ist die maximale Dehnung des M. iliopsoas erreicht.

Mm. ischiocrurales:
In Rückenlage wird die bestehende Lendenlordose sowie die craniale Hälfte des Kreuzbeines durch die Hände des Patienten oder ein Sandsäckchen unterlagert. Bei gestreckt aufliegendem anderem Bein wird das zu untersuchende Bein mit gestrecktem Kniegelenk im Hüftgelenk gebeugt. Bei zunehmender Dehnung der Mm. ischiocrurales kann der Patient zunehmenden Dehnungsschmerz an der Rückseite des Oberschenkels angeben. Wird über die vorhandene Dehnfähigkeit hinaus bewegt, so beugt sich entweder das Kniegelenk des untersuchten Beines, oder der Oberschenkel des anderen Beines hebt von der Unterlage ab. Normalerweise lassen die Mm. ischiocrurales 80–90° Flexion im Hüftgelenk zu.

Mm. pectorales:
Der M. pectoralis minor wird beidseitig gleichzeitig getestet aus Rückenlage mit festem, rollenförmigem Polster unter der Brustwirbelsäule. Die Scapulae werden passiv in Richtung Unterlage bewegt und sollten eine zur Unterlage parallele Position erreichen. Bei Überschreiten der vorhandenen Dehnfähigkeit gibt der Patient einen Dehnungsschmerz im Bereich des Muskels an.
Der M. pectoralis major wird einseitig aus gleicher Ausgangsposition und Lagerung über Retroversion der Scapulae und Elevation/Abduktion/Außenrotation im Schultergelenk getestet. Bei Überschreiten der vorhandenen Dehnfähigkeit erfolgt eine Rotation des Rumpfes zur untersuchten Seite. Normalerweise erreicht der Arm in der Testposition die Frontalebene.

Seitenvergleich der Muskelkraft

Von wesentlicher Bedeutung für die Behandlung ist die Erfassung der Kraft bestimmter Muskelgruppen im Hinblick auf Asymmetrie (95). Die Muskeln können sowohl isoliert als auch in synergistisch agierenden Gruppen geprüft werden, teils in statischer, teils in dynamischer Funktion.

M. glutaeus medius und M. glutaeus minimus (Abb. 14):
Bauchlage, Arme in U-Halte abgelegt, kleines Polster unter der Stirn. Beide Beine gestreckt und im Hüftgelenk extendiert, innenrotiert, abduziert. Der Patient wird aufgefordert, diese Endstellung gegen den bilateral gleichen manuellen Widerstand des Behandlers zu halten, wobei auf exakte Einhaltung der Innenrotation und Extension geachtet wird. Bei mehreren Wiederholungen werden auch geringe Kraftunterschiede deutlich. Der Test ist auch aus Rückenlage durchführbar.

26 · Funktionsbefund

Prüfung der Muskelkraft im Seitenvergleich:

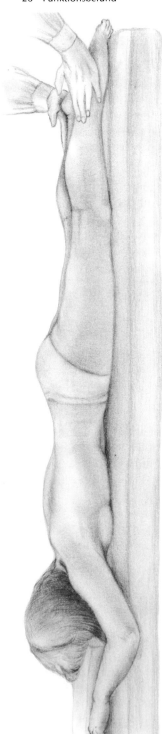

Abb. 14: M. glutaeus medius und M. glutaeus minimus: Bauchlage, Halten der Abduktion, Extension und Innenrotation gegen den manuellen Widerstand bilateral an den Fersen.

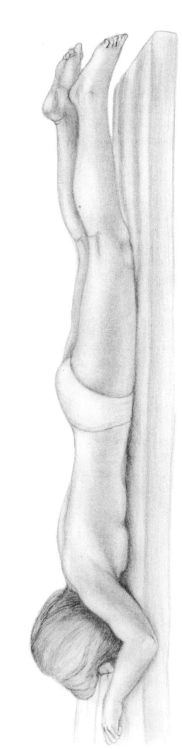

Abb. 15: M. glutaeus. maximus und Mm. ischiocrurales: Bauchlage, Extension in beiden Hüftgelenken. Hier wird das rechte Bein höher gehalten als das linke.

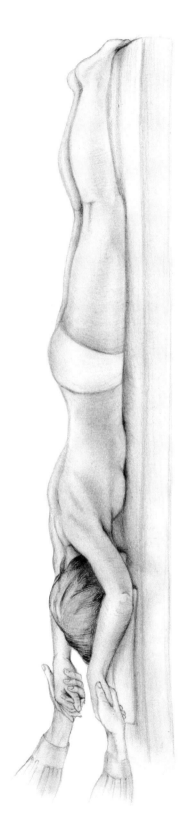

Abb. 16: M. latissimus dorsi und M. trapezius pars ascendens: Bauchlage, die Füße halten sich durch Dorsalflexion am Bankende fest. Gegen manuellen Widerstand werden beide Ellbogen gebeugt und die Oberarme adduziert.

M. glutaeus maximus:
Bauchlage, Arme in U-Halte abgelegt, kleines Polster unter der Stirn. Der Patient wird aufgefordert, beide Beine bei rechtwinklig gebeugten Knien und Außenrotation im Hüftgelenk von der Unterlage abzuheben. Die Beine dürfen sich nicht berühren und sollen bis zu 30 sec. gehalten werden. Es wird beurteilt, welches Bein weniger hoch angehoben und/oder unsicher gehalten wird.

Mm. ischiocrurales und M. glutaeus maximus (Abb. 15):
Gleiche Ausgangsstellung wie oben. Beide Beine sind gestreckt und werden aus O-Stellung im Hüftgelenk extendiert. Im übrigen bestehen gleiche Bedingungen und Beobachtungskriterien.

M. latissimus dorsi und M. trapezius pars asc. (Abb. 16):
Bauchlage, Arme in Elevation abgelegt. Die Füße halten sich am Bankende durch Dorsalflexion fest. Der Patient umgreift je eine Hand des Untersuchers, beugt gegen dessen Widerstand seine Ellbogen und bringt die Arme über Abduktion in den Schultergelenken in Adduktion. Mehrere Wiederholungen bei Berücksichtigung des bilateral gleich gegebenen Widerstandes durch den Untersucher verdeutlichen Seitendifferenzen in Kraftleistung und Koordination der Bewegung.

M. serratus lateralis und M. trapezius pars desc. (Abb. 17):
In dieser Testsituation erfolgt der Rückweg der eben beschriebenen Bewegung. Der Patient stemmt gegen den manuellen Widerstand des Untersuchers aus Adduktion/Außenrotation im Schultergelenk bei gebeugtem Ellbogengelenk in Elevation bei gestrecktem Ellbogengelenk. Die Bewegung wird ebenfalls beidseitig gleichzeitig ausgeführt. Beobachtet wird, ob die Bewegung symmetrisch, mit gleichem Krafteinsatz und gleicher Kontinuität durchgeführt wird, ob der Rumpf seine bisherige symmetrische Lage beibehält oder ob Seitabweichung einseitig schwächere Muskelkraft kompensiert.

Mm. rhomboidei:
Beide Schulterblätter werden bei angehobenen, adduzierten Armen nach hinten oben («hinter die Ohren») geführt und dort gegen den manuellen Widerstand des Behandlers gehalten. Der Widerstand geht in caudal/lateral/ventrale Richtung.

Mm. obliqui ext. et int. abd. (Abb. 18):
Um skoliosebedingte Formveränderungen als Fehlerquelle auszuschalten, werden die schrägen Bauchmuskeln aus Bauchlage als diagonal verlaufende Zügel (M. obl. int. der einen und M. obl. ext. der anderen Körperseite) in ihrer Funktion der Rotation in der unteren Brustwirbelsäule getestet. Der Patient liegt nahe an einer Bankkante, die Arme neben dem Körper. Der Untersucher steht auf dieser Seite, stützt sich mit gestrecktem Arm auf die Unterlage auf und fixiert damit das Becken des Patienten von der Seite. Mit der anderen Hand hebt der Untersucher mit Griff in Höhe der Leiste die gegenüberliegende Beckenseite hoch und fordert den Patienten auf, die Leiste gegen Widerstand auf die Unterlage zu bringen. Das Becken soll dabei aufgerichtet (extendiert) bleiben.

Der Widerstand muß exakt von oben, also senkrecht zur Unterlage, gegeben werden. Nach mehreren Wiederholungen zur beidseitigen Einstellung auf die Testsituation erfolgt Seitenwechsel. Der Untersucher soll jeweils mit gleichem Arm fixieren bzw. Widerstand geben, um eine Differenz durch eigene Rechts-Linkshändigkeit auszuschalten.
Bei berührungsempfindlichen Kindern empfiehlt es sich, den Test mit einem unter das Becken gelegten, längs gefalteten Tuch durchzuführen. Fixation und Widerstand sind durch das geschickt gehaltene Tuch möglich.

Das Testen der genannten Muskeln sowie das isolierte Testen anderer Muskeln könnte durch andere Testpositionen oder andere Verfahren (15) fortgesetzt werden. Im Sinne von M. SCHARLL sollen Behandler und Patient erfahren, ob Asymmetrien der Muskelkraft bestehen. In jeder Behandlungssituation wird zuerst die Seitendifferenz der Muskelkraft erfaßt und daraufhin beeinflußt.

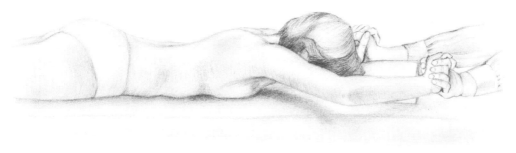

Abb 17: M. serratus lateralis und M. trapezius pars descendens:
Bauchlage. Aus Adduktion und Außenrotation bei gebeugten Ellbogen werden die Arme in Elevation (Flexion) gestemmt gegen manuellen Widerstand.

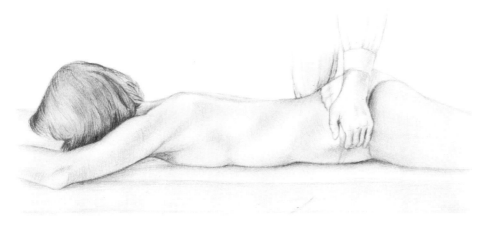

Abb. 18: M. obliqus externus rechts und M. obliqus internus links:
Das Becken wird rechts durch den aufgestützten rechten Arm des Untersuchers fixiert. Die linke Beckenseite wird vom Untersucher hochgedreht, der Patient soll sie gegen manuellen Widerstand wieder auf die Unterlage bringen.

30 · Funktionsbefund

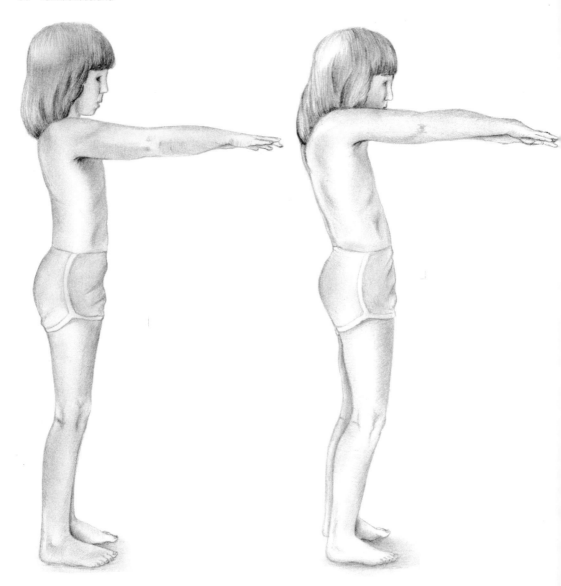

MATTHIASS-Test:

Abb 19: Testhaltung zu Beginn.

Abb. 20: Positiver MATTHIASS-Test:
Deutliche Veränderung der Haltung innerhalb von 30 sec. objektivieren die Haltungsschwäche.

Ausdauerleistung der Muskulatur

Zur Quantifizierung und Beurteilung der Ausdauerleistung der Rumpfmuskulatur und der rumpfnahen Muskeln kann der MATTHIASS-Test herangezogen werden. Er dient der Erfassung der Haltungsschwäche (14).
Der Patient soll im Stand seine «gute Haltung» einnehmen, dann beide Arme gestreckt in 90° Anteversion heben (Abb. 19) und diese Position mindestens 30 sec. halten. Es wird die Zeit bis zum Nachlassen der «guten Haltung» gemessen und die Ausweichbewegung erfaßt (Abb. 20). Ein Abweichen innerhalb der 30 sec. wird als Zeichen der Haltungsschwäche gewertet. Bei Kindern mit beginnenden Skoliosen ist der MATTHIASS-Test häufig positiv.

Messung der Körpergröße

Im Stand oder im Sitz läßt sich mit Meßlatte oder Buch als Hilfsmittel an der Wand abtragen, wie groß die Differenz zwischen Gewohnheitshaltung und Korrekturhaltung ist.

Messung der Vitalkapazität

Zur Quantifizierung der forcierten Vitalkapazität werden Geräte mit unterschiedlichen Funktionsprinzipien angeboten. Wird die Vitalkapazität in großen zeitlichen Abständen kontrolliert, so kann jedes Gerät benutzt werden. Soll die Kontrolle jedoch häufig (z.B. einmal wöchentlich) erfolgen, so ist zur Vermeidung des hohen intrathorakalen Druckes mit seiner summarisch negativen Wirkung auf die Alveolen unbedingt die Benutzung eines druckfrei arbeitenden Spirometers zu empfehlen.
Gemessen wird in jeweils gleicher Ausgangsposition (Rücken-, Seit-, Bauchlage, Sitz und Stand). Dreimaliges Testen ermöglicht das Erfassen des Mittelwertes.

Die einzelnen Befunde können übersichtlich in einem Standard-Befundbogen festgehalten werden:

Befundbogen zur Dokumentation des krankengymnastischen Befundes bei konservativ zu behandelnden Skoliosen

Name: .... Behandler: : ....
Geburtstag: .... Dat. der
                                           Befundaufnahme: ....

Form der Skoliose: ....
Scheitelpunkte: ....
COBB'scher Winkel: ....

Anamnese:
Skoliose bekannt seit: ....
Bisherige Behandlung: ....
Korsettversorgung seit: .... Korsett-Typ: ....

Befund:
Beschwerden (wann, wobei, wo): ....

Sichtbefund:
Hautfarbe an den Akren: ....

Haltung:
Frontale Ebene (von hinten und von vorn gesehen):

Lot Prominens—Kreuzbeinmitte ... cm nach re/li
Lot Hinterhaupt—Fußboden ... cm nach re/li

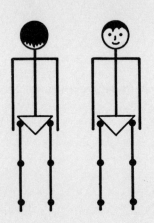

Kopfhaltung
Schulter-Nackenlinie
Scapulahaltung
Rippenbuckel
Lendenwulst
Spina il. ant. sup.
  ... cm re/li tiefer
Beckenkämme re/li ... cm tiefer
MICHAELIS'sche Raute symmetrisch
  re/li tiefer
Taillendreiecke
Kniekehlen
Achillessehnen

Schuherhöhung re/li ... cm
  seit ....

Sagittale Ebene (von rechts und links gesehen):

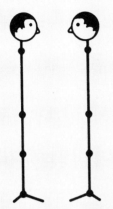

Lot Proc. mastoideus—Fußboden
 . . . cm nach ventral
Stellung der großen Gelenke
 zum Lot
Verlauf der Wirbelsäule
 (kyphotisch, lordotisch)
Beckenneigungswinkel
 größer/kleiner als 60°
Kniegelenke
Längsgewölbe

Horizontale Ebene (von hinten oben gesehen):

	li	re
Kopf	+	
Schultergürtel	⊢―――⊣	
Thorax	⊢―――⊣	
Becken	⊢―――⊣	
Kniegelenke	⊢―――⊣	
Füße	⊢―――⊣	

Gedachte Verbindungslinien zwischen gleichen Punkten der rechten und linken Körperseite ermöglichen die Darstellung der Verdrehung eines Körperabschnittes gegen den anderen.

Weitere sichtbare Abweichungen der Haltung und der Form:
. . . .

Tastbefund:
Hauttemperatur an den Akren: . . . .
Muskelspannungsgrad:
 erhöht: . . . .
 erniedrigt: . . . .
 umschriebene Härten: . . . .

Prüfung der Gelenkbeweglichkeit:
Wirbelsäule aktiv:
 Ext. . . . . fix. . . . . bewegl./ Flex. . . . . . fix. . . . . bewegl.
 Lat. re. . . . . . . fix. . . . . bewegl./ Lat. li. . . . . . fix. . . . . bewegl.
 Rotation re/li größer

Wirbelsäule passiv, Endgefühl:
   Extension: ....
   Flexion: ....
   Lateralflexion re: ....
   Lateralflexion li: ....
   Rotation re: ....
   Rotation li: ....
Schultergelenke: ....
Hüftgelenke: ....
übrige Gelenke: ....

Prüfung der Dehnfähigkeit der Muskulatur:
(Verkürzung ankreuzen)   re   li
   M. rectus femoris   ....
   M. tensor fasciae latae   ....
   M. iliopsoas   ....
   Mm. ischiocrurales   ....
   M. pectoralis minor   ....
   M. pectoralis major   ....

Prüfung der Muskelkraft auf Asymmetrie:
(schwächere Muskeln ankreuzen)
                                re   li
   Mm. glutaei med. et min.   ....
   M. glutaeus maximus   ....
   Mm. ischiocrurales   ....
   M. latissimus dorsi   ....
   M. trapezius pars. asc.   ....
   M. serratus lateralis   ....
   M. trapezius pars. desc.   ....
   M. rhomboidei   ....
   M. obliquus ext. abd.   ....
   M. obliquus int. abd.   ....

Prüfung der Ausdauerleistung der Muskulatur:
MATTHIASS-Test: .... negativ .... positiv nach .... sec.

Messung der Körpergröße: Stand: Sitz:
Gewohnheitshaltung/max. akt. Aufrichtung   ... cm Diff.   ... cm Diff.

5 Befundinterpretation

Im folgenden wird überlegt, was die Einzelbefunde für den Behandler aussagen, da sich Konsequenzen ergeben hinsichtlich
— Formulierung des Behandlungszieles,
— Festlegung des Behandlungsplanes,
— Auswahl von Maßnahmen und Techniken sowie
— Möglichkeiten zur Kontrolle des Behandlungseffektes.

Haltungsbefund

Das Zuordnen von Abweichungen der Haltung zu den drei Körperebenen macht deutlich, wie die Abweichung eines Körperabschnittes zwangsläufig die Abweichung anderer Körperabschnitte auslöst. Daraus leitet sich das Vorgehen bei der Haltungskorrektur ab: Keine Abweichung kann isoliert korrigiert werden, sondern es müssen alle Abweichungen einer Ebene und dann die Ebenen zueinander in Beziehung gebracht werden (100). Damit werden alle korrekturbedürftigen Körperabschnitte gleichzeitig erfaßt.
Bestehen in der Testhaltung Rumpfbeuge Niveauunterschiede im Sinne eines Rippenbuckels und eines Lendenwulstes, so besteht eine Skoliose mit Deformierung von Wirbeln und Fixierung von Segmenten. Die Testposition verstärkt die pathologischen Abweichungen der Wirbelsäule und läßt die Torsion deutlich erkennen. Diese ist bei der idiopathischen Skoliose gekoppelt an die Veränderung in der frontalen Ebene. Damit erlaubt die Flexion in der Wirbelsäule (sagittale Ebene) durch Beobachtung der Torsion (horizontale Ebene) Rückschlüsse auf die Seitabweichung (frontale Ebene) der Wirbelsäule. Für die krankengymnastische Behandlung bedeuten Deformierung und Fixierung begrenzte Korrigierbarkeit, bei noch wachsenden Individuen drohende Progredienz.

Beckenstand

Ist zum Ausgleich unterschiedlicher Beinlänge die einseitige Schuherhöhung erforderlich, so muß der Patient angehalten werden, diese Erhöhung auf allen Schuhen zu tragen. Bei der krankengymnastischen Behandlung ist in allen Positionen auf gerade Beckenhaltung zu achten. In Ausgangsstellungen, in denen sich unterschiedliche Beinlängen auf die Statik auswirken, muß durch Tragen der Schuhe, durch Unterlegen von Brettchen oder geeigneten Polstern die korrekte Beckenstellung ermöglicht werden. Bei Kindern im Wachstumsalter ist der Beckenstand in kurzen Abständen zu kontrollieren, um einen eventuell spontanen Längenausgleich feststellen zu können.

Gelenkbeweglichkeit

Bei gut beweglicher Wirbelsäule besteht relativ gute Korrigierbarkeit, bei geringer Beweglichkeit entsprechend geringe Korrigierbarkeit der Haltung. Die Qualität des Endgefühls gibt Auskunft über die Festigkeit des passiven Gelenkhaltes der Wirbelsäule: Je fester das Endgefühl, desto straffer der ligamentäre und kapsuläre Halt der Wirbelgelenke, je weicher und elastischer, desto dehnfähiger ist der ligamentäre und kapsuläre Halt. Kompensiert im letztgenannten Falle keine kräftige, auf Ausdauerleistung trainierte Rumpfmuskulatur den insuffizienten passiven Gelenkhalt, so kann der daraus resultierende Haltungsverfall auch negative Auswirkungen auf die Progredienz der Skoliose haben. Somit ist das Verhindern einer möglichen Progredienz ein Ziel der krankengymnastischen Behandlung, das zu erreichen oft der Unterstützung durch apparative Maßnahmen bedarf.
Die Auffassung, daß konservativ behandelte Skoliosen nicht mobilisiert werden sollen, wird ebenfalls mit der Gefahr der beschleunigten Progredienz bei lockerem ligamentärem und kapsulärem Halt der Wirbelgelenke begründet (112). Die vorhandene Beweglichkeit wird nicht den ganzen Tag über im Sinne der Haltungskorrektur ausgenützt und muskulär gestützt. Wurde die Beweglichkeit auch noch vergrößert, so wird zwar der Korrektureffekt in horizontaler Ausgangsstellung verbessert, gleichzeitig jedoch der passive Gelenkhalt gedehnt. Die Möglichkeit zur Verschlechterung der Gewohnheitshaltung ist damit gegeben.
Möglich ist bei gleichzeitiger Korsettversorgung (Chêneau-, Milwaukee-, CBW-Korsett) und kooperativen Patienten (konsequentes Tragen des Korsetts während 23 Stunden täglich) die zeitlich begrenzte intensive Mobilisation (z.B. über vier Wochen), um eine bessere Korrektur zu erreichen. Während der folgenden Monate und Jahre wird dann ausschließlich stabilisiert und gekräftigt, unterstützt durch das Korsett. Dieses Vorgehen muß im Einzelfall zwischen dem behandelnden Arzt, dem Krankengymnasten, dem Patienten und seinen Eltern besprochen sein.

Wird die Korrektur der Haltung in den proximalen oder distalen Extremitätengelenken muskulär oder artikulär behindert, so ist die Ursache zu erforschen. In jedem Fall entscheidet einerseits die Notwendigkeit, andererseits die Möglichkeit darüber, ob gedehnt (20) beziehungsweise mobilisiert werden soll und kann.

Vegetative Störbarkeit

Besteht eine ausgeprägte Neigung zu kalten, feuchten und livide verfärbten distalen Körperabschnitten, so kann eine vegetative Labilität angenommen werden. Für die krankengymnastische Behandlung ist wichtig, daß Phasen der ausschließlich statischen Muskelarbeit in vertikalen Ausgangsstellungen vermieden oder unterbrochen werden müssen durch dynamische Muskelarbeit und durch Lagewechsel, um hypotonen Kreislaufdysregulationen entgegenzuwirken.

Bindegewebsbefund

Bei Kindern ist noch kein exakter Bindegewebsbefund zu erheben, da sich Zonen erst ausprägen.
Bei Patienten mit schweren Skoliosen wird oft stark verhaftetes Bindegewebe im Bereich des Thorax, auch in seitendifferenter Ausprägung, gefunden. Dies kann als Lungenzone interpretiert werden, da sich aufgrund des unterschiedlichen Durchblutungs-Belüftungsverhältnisses der Konvex- und Konkavseite (93) die Möglichkeit des Gasaustausches beidseitig vermindert. In der Folge entsteht ein Emphysem, ein internistisch zu behandelndes Krankheitsbild.

Muskeltastbefund

Erhöht gespannte Muskeln lassen erkennen, daß sie vermehrt beansprucht sind. Geht man aus von der Tatsache, daß ein gesunder Mensch sich tagsüber meist in vertikaler Position befindet und die diese Position gewährleistenden Muskeln durch die Schwerkraft symmetrisch stimuliert werden, so werden bei der skoliosetypischen Veränderung von

Form und Haltung alle Muskeln des Rumpfes in zunehmendem Maße asymmetrisch stimuliert. Außerdem wird die Distanz zwischen Ursprung und Ansatz der Rumpfmuskeln seitendifferent verändert (95). Die Stimulation durch die Schwerkraft wird demnach zunehmend diejenigen Muskeln oder Muskelfasern erreichen, die unter den gegebenen Bedingungen die vertikale Haltung des Rumpfes so gut wie möglich gewährleisten. Kein Muskel wird die Skoliose mit der Gravitation zur Erde ziehen und durch seine Verkürzung primär eine Korrektur der Haltung oder gar der Skoliose verhindern können, während sein Antagonist permanent maximal aktiviert wird zur Arbeit gegen die Schwerkraft. Mit zunehmendem Alter und zunehmender Einsteifung der Skoliose wird sich auch die Muskulatur in Länge und Tonus den Veränderungen anpassen (58). Die Einsteifung geht jedoch nicht von der Muskulatur, sondern von den Gelenken aus. Damit wird die haltende Muskulatur partiell entlastet. Hierin könnte eine Begründung liegen für die Tatsache, daß erheblich eingesteifte Skoliosen oft relativ wenig Schmerzen verursachen im Vergleich zur übrigen Population mit geraden Wirbelsäulen.

Die Schwierigkeit der Beweisführung liegt wohl begründet in der dreidimensionalen Veränderung durch die Skoliose, die alle Strukturen des Achsenorgans erfaßt und die genaue Vorstellung von der Topografie der pathologisch-anatomischen Verhältnisse außerordentlich kompliziert macht. Auch beim Gesunden lassen sich die einzelnen Gruppen des Erectorsystems in ihren Funktionen nicht ohne weiteres nachprüfen.

Aus diesen Ausführungen geht hervor, daß Maßnahmen zur Lockerung der Rumpfmuskulatur keinen dauerhaften Erfolg, als ausschließlich angewandte Maßnahme sogar negativen Effekt haben können. Vielmehr müssen zur Arbeitsentlastung der betroffenen Muskeln günstigere statische Bedingungen geschaffen werden (Orientierung an der lotrechten Haltung). Dadurch werden im Haltungsaufbau synergistisch wirkende und bisher zu wenig eingesetzte Muskeln zur Mitarbeit aktiviert.

Seitendifferenzen der Muskelkraft

Die asymmetrische Muskelkraft führt zu asymmetrischen Haltungs- und Bewegungsmustern, und diese wiederum verstärken die Ausbildung asymmetrischer Muskelkraft (95). Sieht man die erfaßten Asymmetrien im Zusammenhang mit der bestehenden pathologischen Haltung, so erscheinen in der Regel die die Haltung korrigierenden Muskeln zu schwach, entweder absolut oder aber relativ, da sie bei der Skoliose unter erschwerenden Bedingungen arbeiten müssen.

Für die Therapie kann abgeleitet werden, daß das Trainieren der Muskulatur auf Kraft und Ausdauer mit dem Ziel einer möglichen Symmetrie trotz erschwerender Bedingungen in Zusammenhang stehen muß mit der Schulung symmetrischer Haltungs- und Bewegungsmuster (95).

Matthiass-Test

Wird im Zusammenhang mit einer Skoliose eine Haltungsschwäche festgestellt, so leitet sich daraus die Notwendigkeit ab, in der Behandlung auch Schwerpunkte auf die Förderung der Ausdauerleistung der Muskulatur zu legen, besonders im Hinblick auf die Haltung (77).
Das Ausdauertraining erfolgt über statische und dynamische Muskelarbeit, wobei die Forderung an die Kraftleistung entsprechend niedrig dosiert wird (40—70% der Maximalkraft). Die Steigerung der Ausdauerleistung hat in diesen Fällen Priorität vor der kurzzeitigen groben Kraftleistung.

Körpergröße

Die Faktoren
— Beweglichkeit der Wirbelsäule
— Muskelkraft und
— Empfinden für Korrekturhaltung

wirken zusammen, so daß der Test in Einzelfällen Rückschlüsse auf Veränderung einer oder aller genannten Größen erlaubt, im ganzen jedoch nur als Anreiz für Patienten zu werten ist, an ihrer Haltung zu arbeiten. Das zu beobachtende Phänomen der Zunahme der Rumpflänge durch die Korrektur wird bei der Versorgung mit einem Milwaukee-Korsett besonders deutlich: In den Wochen nach der Erstversorgung nimmt die Rumpflänge durch permanente passiv-aktive Korrektur der Haltung zu, so daß die Mahnpelotte mehrmals höher eingestellt werden kann.

Vitalkapazität

Da bei Patienten mit Skoliosewinkeln unter 45° Cobb Vitalkapazitätswerte, Atemstoßwerte und Atemgrenzwerte innerhalb der Norm (Minimalwert VK 70% der Norm) festgestellt wurden (26), kann bei diesem Patientenkreis auf spezielle Maßnahmen zur Vergrößerung der Vitalkapazität, des Atemstoß- und des Atemgrenzwertes verzichtet werden. Sportliche Aktivitäten aus dem Bereich des Breitensports (z.B. Laufdisziplinen, Schwimmen), bei Neigung auch als Leistungssport betrieben, bewirken neben anderen Effekten auch die Erhaltung und Vergrößerung der genannten Parameter, wenn Prinzipien des Trainings berücksichtigt werden.

Befundkontrollen

Meßbare Befunde wie der MATTHIASS-Test und das Loten der Körperhaltung sind bei Befundkontrollen am aussagekräftigsten. Alle übrigen Befunde haben zwangsläufig einen breiteren Ermessensspielraum, welcher eine stichhaltige Befunddokumentation erschwert. Ist man sich jedoch der grundsätzlichen Problematik der Skoliosetherapie bewußt, so kann eine Reihe von Testsituationen (z.B. Haltungskontrolle in verschiedenen Ausgangsstellungen spontan, vollständig, während eines bestimmten Zeitabschnittes, auf Dauer, aus Gewohnheit; Vergleich der Asymmetrie der Muskelkraft) im Längsschnitt die mehr oder weniger subjektive Veränderung der Ausgangsbefunde verdeutlichen. Das Ergebnis kann für den Patienten als Ansporn und Bestätigung dienen, für den Behandler als Anstoß zur Änderung oder Bestätigung seines Vorgehens.

6 Krankengymnastische Behandlung

Die Ausführungen in diesem Kapitel beziehen sich auf idiopathische Skoliosen bei Kindern ab fünf Jahren und Jugendlichen mit Skoliosewinkeln unterhalb von 45° COBB; normale Intelligenz wird vorausgesetzt. Behandlungselemente auf andere Altersgruppen, schwerere Skoliosen oder andere Grunderkrankungen mit Skoliosen zu übertragen bleibt jedem Behandler überlassen.

A. Behandlungsziel

Ausgehend von der Beobachtung seitendifferenter Haltungs- und Bewegungsmuster, bedingt sowohl durch asymmetrische Skelettform und Beweglichkeit als auch durch asymmetrische Muskelkraft, werden möglichst seitengleiche Haltungs- und Bewegungsmuster angestrebt bei möglichst symmetrischer Muskelkraft, trotz asymmetrischer Skelettform. Jedem Menschen eigen ist eine unbewußte Fähigkeit zur Ökonomisierung von Leistung, die den Weg des geringeren Widerstandes benutzt. Der nicht unterwiesene Patient wird sich seiner Skoliose entsprechend asymmetrisch bewegen (25), bei notwendigen Kraftleistungen sich der kräftigeren Muskeln bedienen und Ausdauerleistungen möglichst umgehen. Aus diesen Beobachtungen leitete M. SCHARLL ihren Weg ab, zunächst Asymmetrien aufzuspüren und diese mittels geeigneter Techniken zu verringern (94, 95).
Als Behandlungsziel gilt die Fähigkeit des Patienten, seine korrekte Haltung gewohnheitsmäßig zu bewahren und damit der Progredienz entgegenzuwirken.

B. Behandlungsplan

Der Behandlungsplan stellt das Prinzip der Behandlung nach M. SCHARLL in seinen einzelnen Schritten vor. Den Kern bildet die beidseitige Arbeit mit dem ganzen Körper, nicht nur mit einer Region. Es finden keine speziellen Übungen Anwendung, sondern beliebige Bewegungsformen werden dem Zweck untergeordnet und dementsprechend ausgeführt (95). Die im folgenden sehr konkret dargestellte Arbeitsweise hat sich in jahrelanger Erfahrung als praktikabel erwiesen. Sie soll als Hilfe beim Verständnis des Prinzips, nicht als Einschränkung angesehen werden.

1. Korrektur der Haltung

Voraussetzung

Dem Patienten wurde die Abweichung seiner Haltung in den drei Ebenen bewußt gemacht (z.B. vor dem Spiegel). Es wurde ihm gezeigt, an welchen Stellen seines Körpers (Kontrollpunkte nach SCHARLL) die Korrektur ansetzt. Damit erhält er einen Eindruck, wie durch die Korrektur die Haltung verbessert werden kann. Verkürzte Muskeln müssen zuerst gedehnt werden (20).

Prinzip

Entsprechend dem Befund wird die Haltung der einzelnen Körperabschnitte aktiv korrigiert, indem sie in drei Ebenen in sinnvoller Reihenfolge gegeneinander bewegt werden. Dem Rumpf gilt zwar die größte Aufmerksamkeit, die Haltung des Kopfes und der Extremitäten ist jedoch immer mit einbezogen.
Die Korrektur der Haltung bildet die Basis für alle weiteren Behandlungsschritte (95). Wie wichtig das Bewußtsein des Patienten für nicht korrigierte und korrigierte Haltung ist, zeigt die häufig spontan geäußerte Bemerkung der Patienten, sich in korrigierter Haltung schief zu empfinden, sich jedoch in ihrer Gewohnheitshaltung gerade zu fühlen trotz des Wissens, schief zu sein.

Ziel dieses Behandlungsschrittes

Der Patient verfügt über die Fähigkeit der selbständigen Korrektur in jeder Ausgangsstellung (Bauchlage, Rückenlage, Seitlage, Vierfüßlerstand, Sitz, Stand) und das neu konditionierte Empfinden für gerade Haltung.

2. Stabilisation

Voraussetzung

Die selbständig gefundene Korrekturhaltung.

Prinzip

Gegen Widerstände, die die Korrekturhaltung stören würden, soll der Patient seine Haltung in der «Mitte» bewahren. Die Widerstände müssen so dosiert sein, daß sowohl Unterforderung als auch Überforderung vermieden werden. Das Bewußtsein für «Mitte» wird vertieft (Verbesserung der Haltungskoordination), und durch die isometrische Muskelkontraktion wird bei adäquatem Vorgehen eine Steigerung der Kraft- und Ausdauerleistung erzielt.

Ziel dieses Behandlungsschrittes

Der Patient hat die Fähigkeit, die Korrekturhaltung auch gegen Widerstände auf Dauer zu bewahren.

3. Kräftigung

Voraussetzung

Der Patient empfindet seine Korrekturhaltung als gerade und kann diese Haltung auch unter erschwerenden Bedingungen wiederfinden.

Prinzip

Maßnahmen zur Kräftigung werden grundsätzlich symmetrisch eingesetzt. Muskelgruppen in asymmetrischem Kräftezustand erhalten bilateral exakt gleich hohen Widerstand, der sich in seiner Intensität als Trainingswiderstand an der schwächeren Muskelgruppe orientiert. Die Wirkung wird dann asymmetrisch sein: Durch bilateral gleichen Widerstand erhält nur der schwächere Muskel Kraftzuwachs, während der kräftigere Muskel kräftig bleibt.

Die Kräftigung wird erzielt durch dynamische Muskelarbeit gegen Widerstand (Steigerung der Kraftleistung) und durch eine ausreichende Anzahl von Wiederholungen (Steigerung der Ausdauerleistung).

Der Sinn des symmetrischen Vorgehens liegt darin, bei einem durch Asymmetrie geprägten Krankheitsbild nicht die Erfahrung einer weiteren, anderen Asymmetrie zu vermitteln. Vielmehr soll der ständige Seitenvergleich und die bewußte Arbeit an der Erreichung einer relativen Symmetrie diese so weit wie möglich realisieren.

Ziel dieses Behandlungsschrittes

> Das unterschiedliche Kräfteniveau soll möglichst ausgeglichen sein, die Ausdauerleistung gesteigert und die Koordination hinsichtlich seitengleicher Bewegungsabläufe verbessert sein (95).

4. Haltungsschulung

> Mit der Haltungsschulung wird unter Ausnützung der in den vorherigen Behandlungsschritten erarbeiteten Fähigkeiten das Ziel der Behandlung erreicht. Trotz der nach wie vor bestehenden Skoliose soll das Erinnerungsbild für Haltung verändert sein im Sinne einer möglichst symmetrischen Gewohnheitshaltung in Ruhe, Fortbewegung und bei Tätigkeiten auf Dauer.

C. Durchführung der Behandlung

1. Korrektur der Haltung

Das Bewußtmachen der pathologischen Haltung entsprechend dem Sichtbefund in den drei Ebenen geschieht am besten vor dem Spiegel. Wird dieser zunächst nicht akzeptiert oder zeigt sich die Abweichung (horizontale Ebene) im Spiegel nicht deutlich, so kann der Patient an sich herabschauen und nach den Hinweisen des Behandlers die Positionen der einzelnen Körperabschnitte wahrnehmen. Über passive Korrektur vor dem Spiegel durch den Behandler kann der Patient leicht erkennen, was durch die Korrektur erreicht werden soll.
Die Korrektur erfolgt zunächst unter erleichternden Bedingungen:

Erleichterung durch die Ausgangsposition:
— horizontale Ausgangsstellungen (z.B. Bauchlage, Rückenlage, Seitlage rechts und links)
— große Unterstützungsfläche (z.B. Bauchlage, Rückenlage, Vierfüßlerstand, Seitlage rechts und links mit gebeugten Beinen und aufgestütztem Arm)
— symmetrische Auflage (z.B. Bauchlage, Rückenlage, Vierfüßlerstand, Sitz, Stand)

Von Seiten des Behandlers werden Hilfen gegeben durch
— verbalen Auftrag
— Führungskontakt
— Haltewiderstand zur aktiven Fixation
— optische Kontrolle
— Anleitung zu taktiler und optischer Kontrolle durch den Patienten selbst.

Der verbale Auftrag benennt Körperabschnitt und Richtung, in welche dieser vom Patienten bewegt werden soll. Der Führungskontakt erleichtert die aktive Korrektur eines Körperabschnittes.

Der Haltewiderstand zur aktiven Fixation wird an **der** Stelle eines Körperabschnittes angesetzt, der bei Korrektur des angrenzenden Körperabschnittes ausweichen würde. Dem Patienten wird also über aktive Fixation ermöglicht, seiner Ausweichbewegung aktiv entgegenzuarbeiten, was wiederum die Korrektur des angrenzenden Körperabschnittes erleichtert.

Die optische Kontrolle ist nur in Bauchlage nicht möglich. Durch verstellbare Spiegel kann der Patient in allen anderen Positionen die Korrektur seiner Haltung wahrnehmen und kontrollieren. Orientierungspunkte hierfür werden ihm genannt.

Die taktile Kontrolle wendet der Patient selbst an, wenn
— eine Ausgangsstellung die Hilfe durch den Spiegel nicht zuläßt,
— der Patient den Spiegel nicht akzeptiert oder durch ihn irritiert wird,
— wenn im Moment kein Spiegel zur Verfügung steht.

Der Patient legt seine Hände an bilateral gleichen Punkten eines Körperabschnittes an und kann die Distanz zu Kontrollpunkten im Hinblick auf Symmetrie wahrnehmen und werten.

Sobald die Korrektur unter erleichternden Bedingungen mit Hilfen durch den Behandler zufriedenstellend erreicht wurde, müssen die Anforderungen kontinuierlich erhöht werden durch erschwerende Ausgangsstellungen und Reduzieren der Hilfen.

Erschwerende Ausgangsstellungen:
— vertikale Ausgangsstellungen (Sitz, Stand, Halbkniestand, Einbeinstand)
— kleine und labile Unterstützungsfläche (Seitlage mit gestreckten Beinen, Lage und Sitz auf dem Pezziball, ferner durch von der Unterlage angehobene Extremitäten aus Bauchlage, Rückenlage, Vierfüßlerstand, Stand)
— asymmetrische Auflage (Seitlage rechts und links, Halbkniestand, Einbeinstand).

Reduzieren der durch den Behandler gegebenen Hilfen:
— Der verbale Auftrag wird vom Patienten selbst übernommen.
— Führungskontakt und aktive Fixation durch den Behandler entfallen.
— Optische Hilfen werden schrittweise reduziert in dem Maße, in dem die Fähigkeit des Patienten zunimmt, seine Körperhaltung ohne Hilfen wahrzunehmen und zu werten.

Bei der Durchführung der Korrektur wird in logischem Aufbau immer die gleiche Reihenfolge eingehalten: sagittale, frontale und horizontale Ebene unmittelbar nacheinander, jeweils von caudal nach cranial. Erfordert die pathologische Haltung eines Patienten eine andere Reihenfolge, so wird diese immer beibehalten.

Zur Verdeutlichung soll die Korrektur bei einer dreibogigen Skoliose (Hauptkrümmung thorakal rechts konvex, Nebenkrümmungen lumbal und hochthorakal links konvex) erklärt werden.

46 · Durchführung der Behandlung

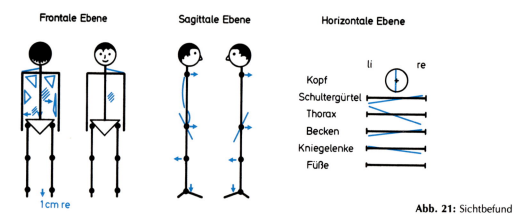

Abb. 21: Sichtbefund

Diese Abweichungen der Haltung von der Norm werden dem Patienten vor dem Spiegel bewußt gemacht und die Korrektur andeutungsweise gezeigt.

Korrektur in Bauchlage

Der Patient legt sich in Bauchlage nach seinem Empfinden gerade hin. Die Arme liegen seitlich am Rumpf, ein kleines Polster stützt die Stirn. Ist eine Korrektur der Beinhaltung, des Beckenschiefstandes oder der Kopfhaltung erforderlich, so nimmt der Behandler diese vor und macht sie dem Patienten bewußt.
Aufträge und taktile Hilfen:

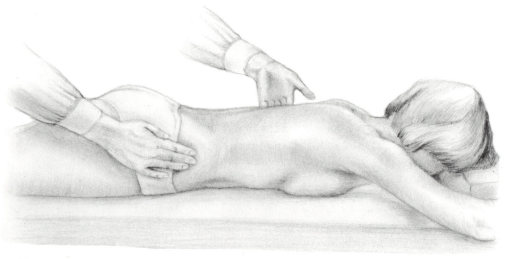

Abb. 22: Taktile Hilfen zur Korrektur der Haltung in Bauchlage, frontale Ebene:
Liegt der Thorax im Vergleich zum Becken zu weit rechts, so wird das Becken rechts durch Haltewiderstand aktiv fixiert. Der Thorax soll, dem Führungskontakt links lateral entsprechend, gegen das Becken nach links bewegt und dort gehalten werden (= «entneigen»).

— Sagittale Ebene:

> Füße in Plantar- oder Dorsalflexion, Kniegelenke in geringer Beugung (5—10°), Gesäßmuskulatur extendiert durch Anspannung das Becken, Bauchmuskulatur stützt durch Spannung vom Unterbauch her.

— Frontale Ebene (Abb. 22):

> Becken gegen Führungskontakt nach rechts bis zur «Mitte», hier aktive Fixation rechts. Thorax gegen Führungskontakt links nach links bis zur «Mitte» (= «Entneigen»). Der Patient übernimmt diese Haltung, der Behandler nimmt die Kontakte weg.

— Horizontale Ebene (Abb. 23):

> Linke Beckenseite gegen Führungskontakt an der Leiste nach ventral (Richtung Unterlage) bringen, hier aktive Fixation. Rechte Thoraxseite gegen Führungskontakt ventral in Höhe der zum Scheitelpunkt gehörenden Rippe nach ventral (Richtung Unterlage) bringen. Die beiden Punkte Becken links und Thorax rechts sollen einander genähert werden, das Becken bleibt dabei extendiert, der M. erector spinae bleibt relativ entspannt.

Diese von M. SCHARLL als «Entdrehung» benannte Bewegung ist der wesentlichste und gleichzeitig schwierigste Teil der Korrektur.

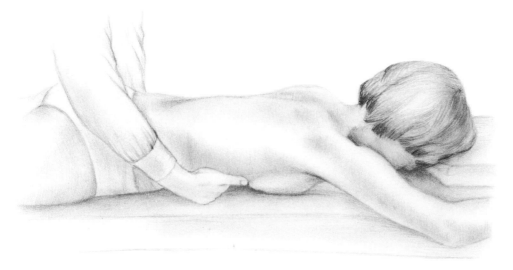

Abb. 23: Taktile Hilfen zur Korrektur der Haltung in Bauchlage, horizontale Ebene:
Die linke Beckenseite wird gegen Führungskontakt nach ventral bewegt und dort durch manuellen Haltewiderstand aktiv fixiert. Der Thorax soll, dem Führungskontakt rechts ventral entsprechend, gegen das Becken gedreht und dort gehalten werden (= «entdrehen»).

Die beiden Körperabschnitte Becken und Thorax sind nun entdreht und werden vom Patienten gegen den vom Behandler gegebenen Widerstand gehalten. Es erfolgt das aktive Zurücknehmen der rechten Scapula nach dorsal-caudal. Die linke Scapula wird in eine der rechten Scapulahaltung entsprechenden Position gebracht.

Die Vorstellung der Verlängerung des Rumpfes im Verlauf der Körperlängsachse vervollständigt die Korrektur. Das Verlängern des Rumpfes nimmt seinen gedanklichen Ansatz am Langwerden des Bereiches zwischen Becken und Thorax sowie des Bereiches zwischen Schultergürtel und Kopf. In dieser letzten Phase der Korrektur ist nochmals auf die sagittale Ebene zu achten: Das Becken muß extendiert, der M. erector spinae relativ entspannt bleiben.

Besteht im Bereich der Brustwirbelsäule eine deutliche Lordose, so entfällt das Verlängern des Rumpfes. Der Patient soll versuchen, durch Zurücknehmen des Sternum eine wenn auch noch so geringe Flexionsbewegung der Brustwirbelsäule zu erreichen.

Im Falle einer Kyphoskoliose soll bei verminderter Lendenlordose die Brustwirbelsäule gestreckt werden. Gedanklicher Ansatz der Bewegung ist am Sternum mit Bewegungsrichtung nach ventral-cranial.

Fehlermöglichkeiten und Vorschläge zu ihrer Vermeidung

— Fehler:
Arbeiten mit zu hoher Spannung von Seiten des Patienten und des Behandlers.
Die Korrektur erfordert konzentrative Leistung, jedoch keine Kraftleistung. Bei hohem Krafteinsatz sind die Gelenke durch die hohe Muskelspannung festgestellt, und es kann deshalb keine Korrektur erfolgen.

— Vermeidung:

- sorgfältiges Vorgehen
- ruhig erteilte Aufträge
- behutsame Kontakte
- präzise Kritik
- Bestätigung

— Fehler:
Verlieren der Becken- und Lendenwirbelsäulenhaltung in der Phase des Entdrehens zwischen Thorax und Becken, bei der Korrektur der Scapulahaltung, bei der Streckung der Brustwirbelsäule im Falle der Kyphoskoliose.

— Vermeidung:

- Wiederholte verbale Erinnerung an die korrekte Beckenhaltung bei angespannten Bauchmuskeln und nahezu entspanntem M. erector spinae im Lumbalbereich.

— Fehler:
Entdrehen zwischen Thorax und Becken gelingt nicht. Statt des Entdrehens erfolgt Ausweichen in die vorgegebenen skoliosebedingten Krümmungen in der Frontalebene (das Becken nach links verschoben anstatt die linke Beckenseite nach ventral ge-

dreht, Thorax nach rechts verschoben anstatt die rechte Thoraxhälfte nach ventral gedreht).
— Vermeidung:
  - klare verbale Aufträge
  - präzise Kontakte
  - die Vorstellung, die beiden Punkte einander zu nähern
  - passives Entdrehen durch den Behandler, aktives Übernehmen dieser Korrekturhaltung durch den Patienten.

In anderen Ausgangsstellungen erfolgt die Korrektur prinzipiell wie in der Bauchlage. Um das Vorgehen zu verdeutlichen, wird die Korrektur in Rückenlage, Seitlage rechts und links, Sitz, Stand, Halbkniestand rechts und links beschrieben.

Korrektur in Rückenlage

Zunächst angestellte Beine; schwieriger ist die Korrektur bei gestreckten Beinen. Arme neben dem Körper. Kontrolle, ob der Patient in etwa gerade liegt.

— Sagittale Ebene:

> Der Patient drückt beide Füße leicht gegen die Unterlage, die Lendenwirbelsäule soll den Kontakt mit der Unterlage einhalten.

— Frontale Ebene:

> Das Becken wird nach rechts, der Thorax nach links bewegt, bis diese Körperabschnitte zufriedenstellend übereinander geordnet sind.

— Horizontale Ebene:

> Symmetrischer Kontakt der Iliosakralgelenke mit der Unterlage, besonders zu beachten ist die rechte Seite. Entdrehen zwischen Becken und Thorax (linke Thoraxseite der Unterlage nähern, die rechte von der Unterlage anheben wollen). Entdrehen zwischen Thorax und Schultergürtel (rechtes Schulterblatt nach dorsal-caudal bewegen, linkes Schulterblatt in eine der rechten Seite entsprechenden Position.

Vorstellung der aktiven Verlängerung des Rumpfes. Durch einen schwenkbaren Spiegel kann der Patient die Korrektur optisch wahrnehmen.

Korrektur in Seitlage rechts

Die Seitlage auf der thorakal konvexen Seite ist die leichtere, die andere die schwierigere Ausgangsposition. Kniegelenke rechtwinklig, Hüftgelenke leicht gebeugt, um die Aus-

50 · Durchführung der Behandlung

gangsposition zu sichern. Lagerung des Rumpfes und des Kopfes entsprechend der Körperlängsachse gerade. Kopf mit Polster schulterbreit unterlagert. Rechter Arm im Schultergelenk antevertiert und außenrotiert, im Ellbogengelenk gebeugt auf der Unterlage.

— Sagittale Ebene:

> Die Füße dorsalflektiert, durch leichte Anspannung der Gesäß- und Bauchmuskeln korrekte Becken- und Lendenwirbelsäulenstellung erreichen (kein maximal aufgerichtetes Becken).

— Frontale Ebene (Abb. 24):

> Gegen manuellen Kontakt am linken Beckenkamm bringt der Patient die linke Beckenseite so weit nach cranial, bis Geradstand erreicht ist (manuell nachzuprüfen). Diese Position wird gegen manuellen Kontakt eingehalten, während sich die rechte Thoraxseite von der Unterlage abhebt.

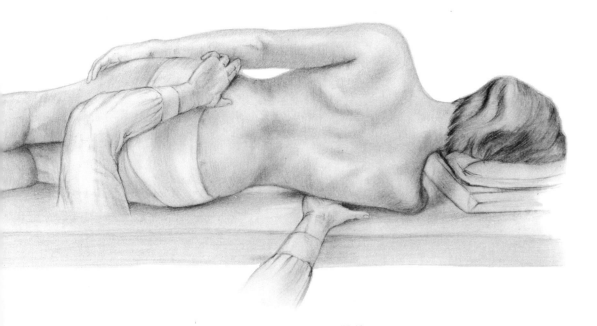

Abb. 24: Taktile Hilfen zur Korrektur der Haltung in Seitlage rechts, frontale Ebene:
Die linke Beckenseite wird, dem Führungskontakt auf dem linken Beckenkamm entsprechend, nach cranial bewegt, bis sie auf gleicher Höhe wie die rechte Beckenseite steht. Hier wird sie aktiv fixiert. Der Thorax soll, dem richtungsweisenden Kontakt rechts entsprechend, von der Unterlage abgehoben werden. Der Schultergürtel rechts strebt weg vom Ohr. Eine möglichst symmetrische Haltung soll erreicht und gehalten werden.

— Horizontale Ebene:

> Der Patient dreht die linke Beckenseite gegen manuellen Kontakt an der Leiste nach ventral und hält hier. Sodann dreht er die rechte Thoraxseite gegen manuellen Kontakt nach ventral (der Behandler kann meist unter dem angehobenen Brustkorb durchgreifen und mit den Fingerkuppen ventral Kontakt geben). Der Patient versucht, die beiden Punkte einander zu nähern. Das rechte Schulterblatt wird gegen den Widerstand der Auflagefläche nach dorsal-caudal, das linke Schulterblatt in entsprechende Position gebracht.

Vorstellung des Langwerdens.

Korrektur in Seitlage links

Ausgangsstellung wie bei Seitlage rechts.
— Sagittale Ebene:

> wie bei Seitlage rechts.

— Frontale Ebene:

> Gegen manuellen Kontakt am rechten Sitzbein soll die rechte Beckenseite so weit nach caudal bewegt werden, bis der Beckengeradstand erreicht ist (manuell nachzuprüfen). Diese Haltung übernimmt der Patient und bewahrt sie, während er den Thorax je nach Form und Proportion wenig oder mehr von der Unterlage anhebt.

— Horizontale Ebene:

> Die rechte Beckenseite wird nach dorsal bewegt und hier gegen manuellen Kontakt gehalten, während die rechte Thoraxseite nach ventral, die linke nach dorsal gedreht wird. Führungskontakt ventral rechts am Thorax oder dorsal links am Thorax. Das rechte Schulterblatt nach dorsal-caudal, das linke in entsprechende Position.

Vorstellung des Langwerdens.

Fehlermöglichkeiten und Vorschläge zu ihrer Vermeidung:

— Fehler:
Entdrehen zwischen Becken und Thorax gelingt nicht; Patient dreht im Sinne der Skoliose.

— Vermeidung:
- Behandler korrigiert die Thoraxhaltung passiv, Patient übernimmt diese Haltung aktiv.

- Behandler gibt am Thorax rechts ventral und links dorsal Führungskontakt zur Erleichterung der aktiven Rotation. Patient hält diese Position des Thorax gegen manuellen Widerstand des Behandlers und entdreht das Becken aktiv auf verbalen Auftrag hin.

— Fehler:
Patient gibt die Beckenhaltung in der Sagittalebene während des Entdrehens auf, sichtbar am Kippen (Flektieren) des Beckens, an der Lordosierung der Lendenwirbelsäule und am deutlichen Anspannen des M. erector spinae im Lumbalbereich.

— Vermeidung:

- wie bei Bauchlage.
  Hilfe:
  Vorn aufgestellter Spiegel zur optischen Kontrolle ventral und zum Blickkontakt mit dem Patienten.

Korrektur im Sitzen

Sitz auf einem Hocker, Höhe entsprechend der Unterschenkellänge, erforderliche Anpassung durch Polster auf dem Sitz oder unter den Füßen. Unterschenkel senkrecht oder hüftbreit auseinander, Füße haben Bodenkontakt mit Fersen, Klein- und Großzehballen, Zehen werden leicht gegen den Boden gedrückt. Arme seitlich hängend oder auf den Oberschenkeln locker aufliegend.

— Sagittale Ebene:

> Lotrechtes Ausrichten der Rumpfabschnitte.

— Frontale Ebene:

> Beide Sitzbeinhöcker werden gleichmäßig belastet (besonders zu beachten bei Überhang des Rumpfes). Haltewiderstand durch den Behandler seitlich rechts am Becken, Führungskontakt links am Thorax zur Bewegung nach links, bis die Haltung in frontaler Ebene zufriedenstellend ist (Loten des Rumpfes).

— Horizontale Ebene (Abb. 25):

> Linkes Knie wird aktiv nach ventral bewegt, bis sich das Becken in der frontalen Ebene befindet. Es wird hier aktiv gehalten, während das Entdrehen des Thorax erfolgt, erleichtert durch Führungskontakte rechts ventral und links dorsal. Rechte Scapula aktiv nach dorsal-caudal, die linke Scapula in entsprechende Position.

Vorstellung des Langwerdens.

Die Arme bleiben während der Durchführung der Korrektur locker hängen bzw. liegen.

Korrektur im Stand

Füße handbreit oder breiter auf gleicher Höhe. Bei Beinverkürzung Längenausgleich durch untergelegte Brettchen. Belastungspunkte sind Fersen, Klein- und Großzehballen, Zehen leicht gegen den Boden gedrückt. Kniegelenke in ca. 5° Flexion, Becken durch leichte Gesäß- und Bauchmuskelspannung in korrekter Position.
Der Aufbau der Korrektur entspricht in allen drei Ebenen dem Vorgehen im Sitz.
— Hilfe:
   Loten des Rumpfes und des ganzen Körpers in der sagittalen und frontalen Ebene.

Korrektur im Halbkniestand

Die Schwierigkeit bei der Korrektur im Halbkniestand besteht in der Einstellung des Beckens in der frontalen Ebene.
Beim Stand auf dem rechten Knie wird das Becken bei der angenommenen Skoliose in der Regel adduziert gehalten, die linke Beckenseite steht dadurch tiefer. Zur Korrektur gibt der Behandler Führungskontakt am Beckenkamm links und überprüft manuell, wann der Beckengeradstand erreicht ist. Bei Stand auf dem linken Knie wird das Becken meist abduziert gehalten, die rechte Beckenseite steht zu hoch. Der Behandler gibt Führungskontakt am rechten Sitzbein und kontrolliert, wann der Beckengeradstand erreicht ist.
Der Aufbau der Korrektur erfolgt wie unter «Sitz» beschrieben.

Der Schilderung der Korrektur in verschiedenen Ausgangsstellungen wurde eine bestimmte Skolioseform mit typischen Abwei-

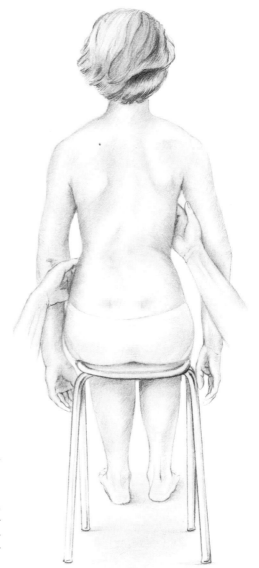

Abb. 25: Taktile Hilfen zur Korrektur der Haltung im Sitz, horizontale Ebene:
Die linke Beckenseite wird, dem Führungskontakt links ventral entsprechend, nach ventral bewegt und gegen manuellen Widerstand in der Frontalebene gehalten. Der Thorax wird, dem Führungskontakt rechts ventral entsprechend, rechts nach ventral (links nach dorsal) gedreht. Die Punkte linke ventrale Spina und rechter ventraler Rippenbogen sollen sich annähern. Das rechte Schulterblatt wird nach dorsal caudal bewegt, das linke in eine entsprechende Position.

chungen der Haltung in den verschiedenen Ausgangsstellungen zu erfassen und entsprechend zu korrigieren. Der Befund kann von einer Ausgangsstellung zur anderen etwas differieren; korrigiert wird immer entsprechend dem Sichtbefund in der augenblicklichen Situation.

Vorschlag zum Behandlungsaufbau bei der ersten Behandlung

Der mit Materie und Technik vertraute Behandler könnte die erste Behandlung von 30 Minuten Dauer folgendermaßen aufbauen:

10 Min. — Sichtbefund in drei Ebenen
— Dem Patienten wird die Abweichung seiner Haltung vom Lot bewußt gemacht.
— Der Weg der Korrektur wird in wesentlichen Aspekten gezeigt und erklärt.

10 Min. — Durchführung der Korrektur in Bauchlage oder Rückenlage unter Einsatz aller Hilfen.
— Schrittweises Weglassen der durch den Behandler gegebenen Hilfen.
— Der Patient gibt selbst die verbalen Aufträge zur Korrektur, der Behandler kontrolliert und kommentiert.
— Der Patient übernimmt die Korrektur in dieser Ausgangsstellung als «Hausaufgabe».

10 Min. — Korrektur der Haltung in vertikaler Ausgangsstellung (Sitz oder Stand) so gut wie möglich. Kontrolle vor dem Spiegel.
— Übernehmen der Korrektur in vertikaler Ausgangsstellung als «Hausaufgabe».
Hilfe für zu Hause:
Ein Lot am Spiegel angehängt erleichtert die Orientierung im Stand.

Mit diesem Vorschlag wird verdeutlicht, daß bereits während der ersten Behandlung Hilfen reduziert und erschwerende Ausgangsstellungen eingenommen werden. Die Fähigkeiten und Fertigkeiten des Patienten, mit seiner Skoliose umzugehen, werden in dem Maße gefördert, in dem der Behandler es versteht, die Anforderung entsprechend den intellektuellen Möglichkeiten des Patienten zu dosieren. Bei Unterforderung zeigt sich kein Erfolg, sondern bei Patient und Behandler nur Langeweile. Andererseits werden beide durch Überforderung frustriert. Wissen, Fertigkeit und Leistungswille ermöglichen dem Behandler, genau zu beobachten, richtig zu interpretieren und folgerichtig zu handeln.

Möglichkeiten zur Kontrolle der Korrektur

Für den Behandler und den Patienten ist es wichtig, sicher zu sein, daß die Korrektur effektiv und optimal erarbeitet wird.
Folgende Möglichkeiten der Kontrolle durch den Behandler haben sich bewährt:

— In horizontaler Ausgangsstellung wird durch passives Bewegen eines Körperabschnittes unter Fixierung des angrenzenden erfaßt, ob noch Reserven der Beweglichkeit vorhanden sind und zur Korrektur ausgenützt werden können. Bei hart-elastischem Endgefühl ist das Optimum erreicht, bei weich-elastischem Endgefühl kann eine weitere Korrektur erarbeitet werden.
— Ist die Korrekturhaltung in horizontaler Ausgangsstellung und im Hang deutlich symmetrischer als im Stand, so kann bei idiopathischen Skoliosen im Gegensatz zu Lähmungsskoliosen die Korrektur in Sitz und Stand verbessert werden. Anzustreben ist der gleiche Korrektureffekt wie in horizontaler Ausgangsstellung.
— Durch Zuhilfenahme des Lotes zur Beurteilung der Haltung können Verbesserungen und Fehler erkannt werden. Die Aufmerksamkeit gilt sowohl der Rumpfhaltung als auch der gesamten Körperhaltung. Scheinbare Korrekturen (z.B. das Verschieben eines Körperabschnittes auf Kosten eines anderen) werden mit Hilfe des Lotes objektiviert.
— Der Vergleich der Körpergröße in Gewohnheitshaltung mit der Körpergröße in Korrekturhaltung, entweder im Sitz oder im Stand gemessen, hat eine gewisse Aussagekraft hinsichtlich der Effizienz der Korrektur. Die Körperlänge wird in Korrekturhaltung etwas zunehmen, die Differenz kann bei nicht mobilisierten Wirbelsäulen und aktiver Aufrichtung ein bis zwei Zentimeter betragen, bei Kyphoskoliosen durch die Streckung der Brustwirbelsäule auch etwas mehr.
— Die Konturen des Rumpfes (z.B. Taillendreieck, Schulter-Nackenlinie) können sowohl im Seitenvergleich als auch im Vergleich zwischen Gewohnheitshaltung und Korrekturhaltung zur Beurteilung herangezogen werden.

Für den Patienten werden folgende Möglichkeiten zur Kontrolle eingesetzt:
— In horizontalen symmetrischen Ausgangsstellungen Orientierung über möglichst symmetrische Kontakte mit der Unterlage.
— Mit Ausnahme der Bauchlage wird für alle Ausgangspositionen der Spiegel zur optischen Kontrolle benutzt.
— Für Sitz und Stand wird ein Lot an den Spiegel gehängt. Der Patient visiert mit einem Auge das Lot an und richtet danach seine Körpermittellinie aus.
— Durch Herabschauen am eigenen Körper werden die Position des Schultergürtels zum Becken und die Position des dazwischenliegenden Thoraxabschnittes konstatiert und korrigiert. Orientierungspunkte sind die Taillendreiecke und die Position der hängenden Arme zum Becken.
— Durch Anlegen beider Hände ventrolateral zwischen Thorax und Becken kann das Entdrehen zwischen Thorax und Becken wahrgenommen und kontrolliert werden.

2. Stabilisation

Technik
Der Patient wird aufgefordert, seine Korrekturhaltung zu bewahren (sich nicht wegschieben zu lassen), während der Behandler an einem Körperabschnitt einen langsam zunehmenden Widerstand ansetzt. Diese Spannung wird von Behandler und Patient eingehal-

ten, während der Behandler mit der anderen Hand an einem anderen Körperabschnitt Haltewiderstand gibt und damit vermehrte Spannung fordert. Haben Patient und Behandler sich gut auf das Halten dieser Spannung eingestellt, so kann der Behandler seinen zuerst gesetzten Widerstand allmählich zurücknehmen und ihn an anderer Stelle erneut ansetzen. Dieses Wechseln kann beliebig lang durchgeführt werden, bis dem Patienten eine Ruhepause eingeräumt wird.

Durch dieses Verfahren kann der Behandler erfassen, ob und wo Seitendifferenzen bestehen in der Fähigkeit des Patienten, seine Haltung gegen Widerstand zu stabilisieren.

Dosierung

Da aktive Stabilisation von Gelenkstellungen den Einsatz all der Muskeln erfordert, die über das betreffende Gelenk ziehen, soll der gegebene Widerstand deutlich die physiologische Grundspannung übersteigen, er darf jedoch nie maximale Kontraktion einer Muskelgruppe fordern, da hierdurch die zirkuläre Spannung aufgehoben würde. Richtwerte sind 40% der Maximalkraft bei 15—20 sec. Haltedauer (41, 61, 77). Durch das Wechseln der Widerstände ändert sich die Intensität der Spannung der beteiligten Muskelgruppen, so daß längeres Durchhalten (2—4 Min.) möglich wird. Zeigt die Muskulatur nach Trainieren in horizontalen Positionen höhere Ausdauerleistung, so soll mit der Arbeit in vertikalen Positionen begonnen werden. Während der Ruhepausen soll die Korrekturhaltung bei reduzierter (ökonomischer) Spannung bewahrt werden.

Grundsätzlich kann der Haltewiderstand an jeder Stelle gegeben werden, doch ist es aus funktionellen Gründen sinnvoll, Achsen und Ebenen zu berücksichtigen und Muskelketten sowie Widerlager bewußt auszunützen.

Die Dosierung wird folgendermaßen variiert:

— Durch Hebelverlängerung:
 Der Widerstand wird proximal (z.B. am Rumpf: Becken, Thorax, Schultergürtel) gegeben. Dies entspricht einem kurzen Hebel und damit einer niedrigen Dosierung. Die Anforderung wird erhöht, indem der Widerstand an den in Spannung gehaltenen Extremitäten oder am Kopf angesetzt wird. Außerdem bieten Geräte, zwischen den Händen oder den Füßen gehalten (z.B. Ball, Stab, Reifen, gespanntes Seil), weitere Möglichkeiten, Widerstände anzusetzen.

— Durch die Ausgangsstellung:
 Ausgangsstellungen mit großer Unterstützungsfläche sowie Positionen, in denen sich der Körperschwerpunkt nahe der Auflagefläche befindet, stellen niedrige Anforderungen. Eine feste, stabile Unterlage (Fußboden, Bank, Hocker) erleichtert das Widerlagern und hält die Anforderung an Stabilisation niedrig. Dementsprechend wird durch Ausgangspositionen mit kleiner Unterstützungsfläche die Anforderung gesteigert. In vertikalen Positionen ist der Schwerpunkt von der Auflagefläche entfernt und damit die Anforderung zu stabilisieren erhöht. Letztlich erfolgt die Steigerung durch Verwendung labiler Unterlagen (sehr weiche Matte, Trampolin, Pezziball, Schaukelbrett, Sportkreisel).

— Durch die Dosierung des manuell gegebenen Widerstandes:
 Logischerweise ist ein niedrig dosierter Widerstand leichter zu bewältigen als ein hoch dosierter Widerstand. Die Unfähigkeit des Patienten, eine Position gegen Widerstände einzuhalten, kann Ausdruck muskulärer Schwäche und unzureichender

Koordination, jedoch auch mangelnder Konzentration sein. Die relativ reizarme, Ausdauerleistung fordernde Technik bedarf verbaler und optischer Hilfen zur Steigerung der Motivation.

Selbständiges Üben

Im Hinblick auf selbständiges Üben zu Hause ist es sinnvoll, den Patienten zu lehren, wie er seine Haltung ohne Hilfe eines Behandlers stabilisieren kann.
Ist der Patient mit dem Prinzip der Stabilisation vertraut, so kann er seine Korrekturhaltung bewahren gegen Widerstände, die er sich selbst gibt, indem er mit den Armen (Händen) und den Beinen (Füßen) gegen eine Unterlage oder gegen feststehende Gegenstände (z.B. Tisch, Türrahmen, Tür, Wand) stemmt. Die Richtung des Stemmens kann symmetrisch und asymmetrisch erfolgen, der Wechsel erfolgt alternierend, so daß längeres Durchhalten möglich ist. Sämtliche Ausgangspositionen sind möglich, der Schwerpunkt sollte jedoch auf vertikalen Positionen liegen (siehe Abb. 135—142).
Auf labiler Unterstützungsfläche (z.B. Pezziball, Trampolin, Sportkreisel) kann der Patient den Schwerpunkt des korrigiert gehaltenen Körpers im Sinne der Provokation so weit verlagern, daß das Bewahren der Haltung gerade noch möglich ist.
Aus korrigierter und aktiv gesicherter Ausgangsposition kann der Patient über Bewegen einer oder mehrerer Extremitäten die aktive Stabilisierung seiner Körperhaltung provozieren. Die Extremitäten werden in definierten Bewegungen (Richtung und Bewegungsweg) und definiertem Tempo (langsam, zügig, rasch, ruckhaft) in vielen Wiederholungen bewegt. Eine Steigerung ergibt sich von der symmetrischen zur asymmetrischen Bewegung. Der Effekt dieses Vorgehens liegt darin, daß der Patient über Wahrnehmung von Gelenkstellungen, Muskelaktivität und Körperhaltung diese während aktiver Bewegungen der Extremitäten kontrollieren lernt. Seine «gute Haltung» wird durch kleine Bewegungen verstärkt, die beteiligten Muskeln werden in eine «dynamische Ordnung» (5) gebracht. Somit wird der Begriff «aktive Stabilisation» nicht nur statisch, sondern auch dynamisch verstanden (50, 100).

3. Kräftigung

Eine höhere Stufe der Anforderung stellt die dynamisch-konzentrische und -exzentrische Muskelarbeit dar, die Kraft, Ausdauerleistung und Koordination verbessern soll.

Technik

Synergistisch arbeitende Muskeln und Muskelketten werden mittels der Technik der wiederholten Kontraktionen gegen manuellen Widerstand durch den Behandler oder gegen das eigene Körpergewicht trainiert. Entsprechend dem Befund werden diejenigen Muskeln bevorzugt gekräftigt, die deutlich Schwächen aufzeigen, wobei der Beachtung der Seitendifferenz besondere Bedeutung zukommt.

Durch Beobachten von
— spontanem Bewegungsausmaß,
— Koordination,
— Kraftleistung und
— Ausdauerleistung

wird bei jedem Bewegungsablauf die Asymmetrie erfaßt. In der Behandlung werden alle Bewegungsabläufe zu beiden Seiten durchgeführt; der Widerstand wird für die schwächere Seite oder Diagonale bemessen. Die kräftigere Seite oder Diagonale erhält den gleichen Widerstand wie die schwächere und erfährt dadurch keinen Kraftzuwachs; sie wird auf ihrem Kraftniveau gehalten und dient als Maßstab oder zur Kontrolle für die schwächere Seite, die sich in den genannten Parametern dem Status der kräftigeren Seite oder Diagonale angleichen soll. In diesem Zusammenhang ist es wichtig, die Aufmerksamkeit des Patienten immer wieder auf Beobachtung der Seitendifferenz zu lenken. Dies gilt besonders für das selbständige Üben zu Hause und für die sportliche Betätigung.

Dosierung

Im Sinne des Wiederholungstrainings (Wechsel von dynamisch-konzentrischer und -exzentrischer Muskelarbeit) wird ein Teil der momentan verfügbaren Maximalkraft in mehreren Wiederholungen eingesetzt. Die Durchführung wird unterbrochen, wenn die gute Koordination des Bewegungsablaufes nachläßt (41). Nach einer kurzen Pause, die zur Wertung der Ausführung genutzt werden kann, soll die Serie noch einige Male wiederholt werden, um den Effekt zu optimieren (18, 61, 77). Der Ermüdung durch Reizmonotonie kann man entgegenwirken, indem man die Bewegungsabläufe bei den Wiederholungen geringfügig variiert.

Kriterien zu Auswahl und Durchführung von Bewegungsabläufen

Die Bewegungsabläufe können aus verschiedenen Richtungen der Bewegungsschulung (z.B. PNF, Funktionelle Bewegungslehre nach KLEIN-VOGELBACH (50, 51), Stemmführungen nach BRUNKOW (9), KLAPP'sches Kriechen (49) sowie aus Elementen herkömmlicher Gymnastik und des Geräteturnens ausgewählt werden. Um sie als gezielte Therapie anzuwenden, sind Auswahl, Variation und Kombination unter folgenden Kriterien zu treffen:

— Alle Bewegungsabläufe werden nach beiden Seiten mit gleichem Bewegungsweg und gegen gleichen Widerstand innerhalb der vorhandenen Beweglichkeit der Wirbelsäule durchgeführt.
— In jeder Phase des Übens muß es dem Patienten möglich sein, seine Körperhaltung der Bewegung entsprechend aktiv zu kontrollieren. Jedes Gelenk wird muskulär gesichert. Der Bewegungsablauf erfolgt ohne Schwung. Die Notwendigkeit intensiver Vorarbeit durch die Stabilisation wird hierbei deutlich.
— Es wird immer mit Muskelgruppen gearbeitet; kein Muskel wird isoliert gekräftigt. Angrenzende Körperabschnitte bilden aktive Widerlager.
— Schwerpunktmäßig werden solche Muskelgruppen trainiert, deren Funktion im Ausgangsbefund besonders schwach und seitendifferent erschienen, und solche, die an der lotrechten Haltung des Körpers entscheidend beteiligt sind.

— Gymnastik- und Turngeräte wie Pezziball, Stab, Reifen, Kriechkappen oder Tuch als gleitende Unterlage, Langbank, Ringe, Barren, Sprossenwand, Deuserband, Pullingformer, Trampolin lassen sich unter Beachtung der genannten Kriterien geschickt nutzen zur Erhöhung der Anforderungen, zur Abwechslung, teilweise zum Üben zu Hause und zur Arbeit mit Partnern oder in Kleingruppen.

4. Haltungsschulung

Bisher wurden jeder Behandlungsmaßnahme Aspekte der Haltungsschulung im Sinne der Verbesserung der Koordination zugrunde gelegt. Bei diesem letzten Behandlungsschritt geht es nun darum, die korrigierte Haltung auf Alltagssituationen zu übertragen. Ausgangsstellungen und Bewegungsmuster entsprechen den Erfordernissen des täglichen Lebens in der Vorstellung:

— Sitzen bei verschiedenen Tätigkeiten in der Schule und zu Hause
— Warten an der Fußgängerampel oder am Kiosk
— Haltung beim Musizieren, beim Plaudern auf dem Schulhof, beim Schaufensterbummel
— Gehen zur Trambahn
— Schlendern über die Liegewiese in der Badeanstalt.

Gehen

Die Fortbewegung wird vorbereitet durch Sensibilisierung des Haltungsempfindens und der Verlagerung des Körperschwerpunktes. Geeignete Geräte sind Langbank, Schwebebalken, Schaukelbrett, Sportkreisel.
Die genaue Beobachtung des Gehens des Patienten gibt Ansätze für die Behandlung. Ein Beispiel soll das Vorgehen verdeutlichen:
Eine Patientin mit links konvexer Lumbalskoliose und rechts konvexer Thorakalskoliose mit Rumpfüberhang nach rechts steht gewohnheitsmäßig auf dem rechten Bein mit überstrecktem Kniegelenk; das linke Bein wird gebeugt und innenrotiert gehalten, die linke Beckenseite steht tiefer. Beim Gehen fehlt die Rotation des Beckens über den Femurköpfen und demzufolge auch die Gegenrotation in der Brustwirbelsäule. Bei jedem Schritt steht die rechte Beckenseite weiter ventral als die linke. Die Patientin «schiebt» beim Vorwärtsgehen die rechte Beckenseite voraus und hält Thorax und Schultergürtel konstant gegengedreht entsprechend der Skoliose (25, 95).
Bei der Haltungs- und Bewegungsschulung wird nach Korrektur der Haltung bei symmetrischer Beinstellung die Verlagerung des Körperschwerpunktes über Vorfuß und Rückfuß sowie über das rechte und das linke Bein erarbeitet. Dann erfolgt die Verlagerung des Körperschwerpunktes aus Schrittstellung auf das vordere und das hintere Bein, wobei die Beckendrehung über den Femurköpfen entsprechend der Schrittstellung sowie die Gegenrotation des Thorax und des Schultergürtels eingeübt wird. Die alternierende Durchführung des Bewegungsablaufs bereitet das Gehen unmittelbar vor.

Sitzen

Der Sitz als Arbeitsposition für Schreiben, Lesen und Zeichnen kann folgendermaßen eingeübt werden:
— Der Patient sitzt möglichst weit hinten auf dem Stuhl, Kreuzbein und Lendenwirbelsäule werden durch die richtig eingestellte Lehne des Stuhles oder zusätzlich durch ein kleines festes Polster abgestützt. Mit dem Stuhl rückt der Patient so nah wie möglich an die Tischplatte heran. Die Unterarme sollen bei korrekter Haltung des Schultergürtels und idealer Tischhöhe bequem auf der Tischplatte aufliegen (Abb. 149).
— Um den Blickwinkel zur Tischplatte und damit die Stellung der Halswirbelsäule günstiger zu gestalten, wird eine Schreibplatte mit einer Neigung von 15—20° empfohlen. Sie kann mit geringem Aufwand hergestellt werden.
— Durch Verstärkung der Hüftbeugung wird der Körperschwerpunkt nach vorn verlagert, so daß die Unterarme auf der Tischplatte aufliegen können (Abb. 150).
— Der Stuhl wird umgedreht, der Patient sitzt im Reitsitz und kann sich bei Verstärkung der Hüftflexion mit dem unteren Rippenbogen an der Lehne des Stuhles abstützen.

Das Integrieren der korrekten Körperhaltung in den Alltag muß letztendlich vom Patienten selbst vollzogen werden. Es kann nur gelingen, wenn er
— den Wert der lotrechten Haltung erkennen konnte,
— diese Haltung positiv empfinden kann,
— die lotrechte Haltung als ökonomisch wahrnehmen kann.

Als Hilfen werden vorgeschlagen:
— Konkrete Aufgabenstellung als «Hausaufgabe». Zu definierten Zeitpunkten und Tätigkeiten soll die korrigierte Haltung bewahrt werden (34).
— Jede Möglichkeit zur selbständigen Kontrolle wird ausgenützt: Der Patient kontrolliert seine Haltung durch Blick in Spiegel und Schaufensterscheiben.
— Familienangehörige und Freunde können mitarbeiten, indem sie Interesse zeigen, konstruktive Kritik üben, zur konstanten Weiterarbeit aktivieren und durch Lob und Freude positiv verstärken.
— Der Patient beobachtet sich selbst und teilt dem Behandler mit, in welchen Alltagssituationen das Bewahren guter Haltung besonders schwerfällt. Möglicherweise können weitere Hilfen erarbeitet und erprobt werden.

7 Atemtherapie bei Skoliosepatienten

Anatomische Faktoren (Thoraxdeformierung) und funktionelle Faktoren (Einschränkung der Wirbelsäulen- und Thoraxbeweglichkeit mit antagonistischer Rippenstellung auf die Konkavseite) führen bei Skoliose zur in- und exspiratorischen Behinderung der äußeren Atmung. Bei starken lumbalen Krümmungen ist auch die Zwerchfellbeweglichkeit trotz der Hypertrophie dieses Muskels durch den Druck der Eingeweide beeinträchtigt. Bei schweren Skoliosen sind die Lungen auffällig klein («Kinderlunge beim Erwachsenen»), die Alveolen sind hypoplastisch und hypotrophiert. Je nach Weite des Thorax finden sich emphysematöse oder atelektatische Bezirke. Die restriktiven Ventilationsstörungen entwickeln sich in direkter Abhängigkeit vom Schweregrad der Skoliose. Die statischen Lungenvolumina (Vitalkapazität, Residualkapazität etc.) geben am besten Auskunft über das Ausmaß der Restriktion. Bei Krümmungswinkeln über 50 Grad ist sicher mit einer Einschränkung der Vitalkapazität zu rechnen. Bei 100 Grad ist das Lungenvolumen um 50% reduziert (entsprechend den Verhältnissen nach Pneumektomie). Die nicht mobilisierbaren Volumina werden von der Restriktion lange verschont. Die dynamischen Lungenvolumina sind ungleichmäßig reduziert. Die Störung der Atemfunktion führt zur Erhöhung des pulmonal-vaskulären Widerstandes mit Rechtsherzhypertrophie und pathologischen hämodynamischen Parametern unter Belastung. Nur bei Krümmungswinkeln über 110 Grad muß mit der Entwicklung eines cor pulmonale gerechnet werden. Die hämodynamischen Funktionsstörungen sind nicht mit dem Schweregrad der Skoliose, sondern dem Ausmaß der respiratorischen Insuffizienz korrelierbar. Auffällig ist, daß selbst durch aufwendige und erfolgreich durchgeführte operative Korrekturmaßnahmen an der Wirbelsäule keine wesentliche Verbesserung der Restriktion und respiratorischen Insuffizienz erreicht werden kann. Lediglich bei Patienten mit einer präoperativen Belastungshypoxämie können die Ventilations- und Perfusionsverhältnisse gebessert werden. Allerdings wird auch durch die Operation die Restriktionsprogredienz entsprechend der Progression der Verkrümmung gestoppt (68).
Der Wert der perioperativen Atemgymnastik ist unbestritten, auch wenn es nur wenige Untersuchungen dazu gibt (26, 56, 104). Präoperative Atemübungen führen zu einer rascheren Erholung der postoperativ stets verschlechterten Ausgangswerte. Ob generell

und bei allen Skoliosen durch eine Atemtherapie der respiratorischen und kardiopulmonalen Insuffizienz vorgebeugt werden kann, ist unbekannt. Bei schweren Skoliosen mit schwerer respiratorischer Insuffizienz im Alter ist durch die Atemtherapie und andere pulmonologische therapeutische Maßnahmen eine Verbesserung möglich. Die früher bei schweren Skoliosen reduzierte Lebenserwartung konnte durch solche therapeutischen Maßnahmen deutlich verbessert werden (68). Hingegen kann bei Jugendlichen die pulmonale Leistungsfähigkeit durch körperliches Training und Atemgymnastik nicht verbessert werden. Die Verhältnisse beim alten Skoliotiker dürfen also nicht auf die Verhältnisse beim jungen Patienten und bei leichten Skoliosen übertragen werden. Erreichbar ist nur eine bessere Kompensation der restriktiven pulmonalen Veränderungen (26). Ohnehin ist meistens die eingeschränkte Belastbarkeit des Herz-Kreislaufsystems und nicht die pulmonale Funktion leistungsbegrenzend. Das Herz-Kreislaufsystem ist trainierbar. Deutliche Erfolge sind nur bei untrainierten Skoliosepatienten zu erreichen. Die Erfahrung lehrt, daß Patienten mit Skoliosen meist unterfordert sind und die unnötige Entlastung prognostisch ungünstig beurteilt werden muß. Das früher häufig verhängte Sportverbot ist nicht mehr zu rechtfertigen (95). Nur beim Nachweis einer Rechtsherzinsuffizienz ist eine Belastungsreduktion notwendig.

Krankengymnastische Behandlung

Zur Beurteilung des Stellenwertes der Atemtherapie im Rahmen der Skoliosebehandlung werden folgende Kriterien herangezogen:
— Schweregrad der Skoliose
— Ziel der geplanten Behandlung
— Alter der Patienten
— Leistungsfähigkeit des cardio-pulmonalen Systems.

Daraus lassen sich vier Fallgruppen ableiten:
1. Kinder und Jugendliche mit Skoliosen bis 45° COBB
2. Erwachsene unterschiedlichen Alters mit Skoliosen bis 50° COBB
3. Ältere Menschen mit Skoliosewinkeln über 50° COBB
4. Präoperative krankengymnastische Behandlung bei Skoliosen über 45° COBB.

1. Kinder und Jugendliche mit Skoliosen bis 45° COBB
Diese Gruppe zeigt bei Errechnung ihrer tatsächlichen Körpergröße (Armspannweite Tabelle nch BJURE) Werte der Vitalkapazität, die im Bereich der Norm bzw. nicht unter 70% der Norm liegen. Damit kann das Volumen als absolut ausreichend angesehen werden (27). Natürlich ließe sich durch intensives Trainieren eine Zunahme um ca. 200 ccm erreichen, wie das auch bei jedem Gesunden möglich ist. Für den Patienten wird das kein großer Gewinn sein (26). Andererseits ist bekannt, daß mit der Ver-

schlimmerung der Skoliose über den kritischen Bereich von 50°COBB hinaus die Vitalkapazität zwangsläufig abnimmt durch Volumenminderung und Elastizitätsverlust des Thorax (zunehmende Einsteifung der Wirbel-Rippengelenke). Dies kann in keinem Fall durch irgendeine Atemtherapie verhindert werden. Deshalb wird hier die Meinung vertreten, daß bei dem genannten Patientenkreis, bei dem noch eine Progredienz zu erwarten ist, die zur Verfügung stehende Behandlungszeit und Energie sinnvoller zur muskulären Sicherung der Rumpfhaltung genutzt werden soll. Durch den Versuch, mit allen Mitteln die Progredienz aufzuhalten, wird auch das Volumen der Vitalkapazität so weit wie möglich gehalten (112). Mit der Steigerung der Kondition (26), zum Teil durch krankengymnastische Behandlung, zum Teil durch Freizeit- oder Leistungssport (z.B. Jogging, Schwimmen) wird reaktiv die Vitalkapazität erhöht durch Anpassung an die Anforderung, wenn die Voraussetzungen hierzu gegeben sind (d.h. wenn der Patient noch über Reserven verfügt).

2. *Erwachsene unterschiedlichen Alters mit Skoliosen bis 50°COBB*
Dieser Personenkreis kommt vergleichsweise selten zur krankengymnastischen Behandlung. Therapiebedürftigkeit besteht entweder wegen Rückenschmerzen (bei Skoliosen jedoch selten im Vergleich mit Rückenschmerzpatienten ohne idiopathische Skoliose) oder wegen Atemschwierigkeiten; manchmal bestehen beide Probleme gleichzeitig.
Der krankengymnastische Befund wird in diesem Falle erweitert durch den Atembefund (18).
Häufig zu beobachten ist ein «nervöses Atmungssyndrom» (17) mit allgemein erhöhter Spannung; ferner fällt unökonomische Körperhaltung im Stehen, im Sitzen und bei anstrengenden Tätigkeiten auf. Die Beschwerden werden dem oft einzigen faßbaren organischen Befund, der Skoliose, ursächlich zugeschrieben. Dies ist im Einzelfall weder zu beweisen noch zu widerlegen. Grundsätzlich spricht die Seltenheit dieses Beschwerdekomplexes bei Skoliosepatienten im Vergleich zu Patienten mit gerader Wirbelsäule eher gegen einen causalen Zusammenhang. Somit handelt es sich wohl in den meisten Fällen um ein allgemeines Spannungssyndrom bei gleichzeitig bestehender Skoliose.
Zur Behandlung der somatischen Symptome kann die Krankengymnastik beitragen durch Entspannungstherapie und Atemtherapie, durch Korrektur und Schulung ökonomischer Rumpfhaltung in verschiedenen Situationen des täglichen Lebens und durch Vermitteln von Hilfe zur Selbsthilfe.

3. *Ältere Menschen mit Skoliosewinkeln über 50°COBB*
In Abhängigkeit vom Schweregrad der Skoliose besteht entweder eine
— latente respiratorische Insuffizienz (Dyspnoe bei stärkerer Belastung) oder aber eine
— manifeste respiratorische Insuffizienz (Dyspnoe bei geringster Belastung).
Der Atembefund zeigt die Erfordernisatemform bei restriktiver Ventilationsstörung (Verminderung des blähungsfähigen Lungenvolumens). Die charakteristischerweise veränderten Parameter sind
— verringerter Atemgrenzwert und
— verringerte forcierte Vitalkapazität

als Zeichen verminderter Atemreserve. Das verminderte Atemzugvolumen erfordert die Erhöhung der Atemfrequenz. Das Atemminutenvolumen kann wegen vergrößerter Totraumventilation bei verminderter alveolärer Ventilation und verminderter Thoraxdehnbarkeit größer sein als beim Gesunden unter gleicher Belastung.

Entscheidend für den Gasaustausch in der Lunge ist jedoch nicht allein die Belüftung, die wahrscheinlich konvexseitig besser ist als konkavseitig, sondern auch die Durchblutung, die wahrscheinlich konkavseitig besser ist (93).

Die krankengymnastische Behandlung zielt in diesen Fällen auf eine Verbesserung der Ventilation und des Ventilations-Perfusionsverhältnisses, und sie erteilt Anleitung zur Selbsthilfe.

Anwendung finden:
— Manuelle Techniken am Thorax zur Reduzierung der Gewebswiderstände
— Ein- und Ausatemtechniken zur Verbesserung der alveolären Ventilation
— Nach Testen des individuellen Leistungsvermögens Einüben eines angemessenen Ausdauertrainings (Fahrradergometer, Gehtraining, Radfahren) mit Festlegen von Tempo, Dauer, Distanz, Pausen, Frequenz.

Das regelmäßige Training soll zur Erhaltung der momentanen Leistungsfähigkeit entscheidend beitragen. Da die Patienten außerdem durch Osteoporose eine weitere progrediente Phase der Skoliose befürchten müssen, die die cardio-pulmonale Situation noch verschlechtern würde, schafft auch beim alten Menschen der Versuch, die Haltung muskulär zu stabilisieren, die entscheidende Voraussetzung für effektive Atemtherapie.

4. *Präoperative krankengymnastische Behandlung bei Skoliosen über 45° COBB*
Besteht das Ziel der krankengymnastischen Behandlung darin, günstige Voraussetzungen für die bevorstehende Operation zu schaffen, so stellen sich die Aufgaben völlig anders als in den bisher angeführten Fällen.

Die nachweisbare temporäre Destabilisierung der Wirbelsäule wird bewußt in Kauf genommen, um einerseits die intraoperativ erfolgende Korrektur vorzubereiten und andererseits die Thoraxdehnbarkeit zu vergrößern als Voraussetzung für Atemübungen. Hinzu kommt angepaßtes Ausdauertraining in Form von Dauergymnastik, Intervalltraining, Jogging und Schwimmen.

Während der mehrwöchigen präoperativen Behandlung wurde regelmäßig die Verringerung der Körpergröße um ca. 3 cm festgestellt (Zunahme des Krümmungswinkels), in vielen Fällen auch die Abnahme der Vitalkapazität am Ende der Mobilisation um ca. 200 ccm nach anfänglicher Zunahme um die gleiche Menge.

8 Wirbelsäulensyndrome bei der Skoliose

Über die subjektiven Symptome der Skoliose gibt es nur wenige und sehr unterschiedliche Angaben. Zwischen 40 und 90% aller Erwachsenen mit Skoliosen haben Rückenbeschwerden, meist in Form eines Müdigkeitsgefühles oder Schmerzen im Bereich der Brust- und Lendenwirbelsäule (72, 76). COLLIS et al. konnten im Vergleich zu Nichtskoliotikern keine Unterschiede in der Schmerzhäufigkeit feststellen (12). Allerdings fanden diese Autoren bei der klinischen Untersuchung bei der Hälfte ihrer Patienten in einzelnen Wirbelsäulenabschnitten schmerzhafte Funktionseinbußen. Auch darüber, ob Ausmaß und Dauer des Wirbelsäulenschmerzes vom Ausmaß der Krümmung abhängig sind, besteht keine Einigkeit (22, 24). Möglicherweise verursachen sogar leichte Skoliosen nach dem 30. Lebensjahr häufiger Schmerzen. Offensichtlich verursachen auch thorakale Skoliosen seltener Schmerzen als lumbale (24, 36). Bei einfachen Krümmungen entsteht der Schmerz meist im Bereich des Krümmungsscheitels, bei S-förmigen Skoliosen im Übergangsbereich beider Krümmungen. Auch das «Aufreiten» der Rippen auf der Konkavseite und auf den Beckenkämmen kann erhebliche Schmerzen verursachen. Die Osteoporose der Wirbelsäule muß differentialdiagnostisch ebenfalls als Schmerzursache in Betracht gezogen werden. Von der Muskulatur und ihrer Anhangsgebilde ausgehende Schmerzen treten häufiger beidseits auf. Bei einseitigem Weichteilschmerz ist die Konvexseite genau so oft betroffen wie die Konkavseite (24). Am ehesten sind die bei der Skoliose früh und häufig anzutreffenden Spondylarthrosen der unteren Lendenwirbelsäule Ursache der Schmerzen (72). Die Schmerzen vom hinteren Anteil des Bewegungssegmentes einschließlich der Wirbelgelenke werden als helle, stechende, störende und oberflächlich lokalisierte Schmerzen beschrieben. Die Wirbelgelenke sind druckempfindlich, beim Facettensyndrom ist die Schmerzausstrahlung pseudoradikulär. Die stärksten strukturellen Veränderungen der Bandscheibe finden sich im Krümmungsscheitel und am Übergangsbereich zweier Krümmungen. Ob die in diesen Abschnitten entstehenden Schmerzen tatsächlich discogener Natur sind, muß dahingestellt bleiben. Bandscheibenvorfälle mit einem Wurzelreizsyndrom sind bei der Skoliose auffällig selten. Die vom vorderen Anteil des Bewegungssegmentes ausgehenden Schmerzen werden dumpf, tiefliegend und bedrohlich empfunden. Sie verschwinden bei Entlastung der Wirbelsäule.

Überlegungen zu Schmerzursachen

Die krankengymnastische Behandlung basiert auf dem Versuch, die schmerzende Struktur und den schmerzverursachenden Mechanismus herauszufinden, um daraus geeignete Maßnahmen und Techniken zur Therapie abzuleiten.

Die Muskulatur schmerzt

Die Deformierung des Achsenorgans im Sinne der Skoliose verursacht häufig einen Überhang des gesamten Rumpfes, immer jedoch einen Überhang einzelner Rumpfabschnitte nach rechts oder links, nach vorn oder hinten im Vergleich zum Lot. Bestimmte Muskeln oder Fasergruppen von Muskeln versuchen reflektorisch, durch statische Mehrarbeit ein weiteres Abweichen zu verhindern. Mit zunehmender Dauer und Intensität seiner Kontraktion wird **der** Muskel, der infolge der Kapillarkompression auf anaerobe Bereitstellung der Energie angewiesen ist, wegen rasch zunehmender Ermüdung an Elastizität verlieren (61, 78), also härter werden, und schließlich über unerträglich werdenden Schmerz die Entlastung erzwingen.
Charakteristisch ist ein heller, brennender bis stechender Schmerz im Bereich des betreffenden Muskel- bzw. Faserverlaufes, der mit der Dauer der statischen Belastung (z.B. längeres Sitzen, Stehen oder Liegen in ungünstiger Position) an Intensität zunimmt. Dementsprechend verringert sich der Schmerz durch Bewegen, Entlasten, Lageänderung und Lagewechsel.
Während einer akuten Phase der Deformierung durch Osteoporose kann dieser Schmerz erstmalig oder verstärkt auftreten. Erklärbar ist dies durch die Zunahme des Krümmungswinkels, wodurch bisher notdürftig haltende Muskelfasern weiter gedehnt werden, nach Überschreiten eines kritischen Punktes (entsprechend der Muskeldehnungskurve) jedoch nicht mehr halten können (61).

Die Wirbelgelenke schmerzen

Die Gelenke der Wirbelsäule befinden sich in den von der Skoliose betroffenen Abschnitten auf Dauer in unphysiologischen Stellungen. Daraus ergeben sich im Bereich der Wirbelgelenke Zonen erhöhten und erniedrigten Druckes. Fehlstellungen und Deformierungen der Gelenke verursachen Bewegungseinschränkungen, die sich auf die Trophik des Knorpels negativ auswirken und die Entstehung degenerativer Gelenkveränderungen begünstigen. Außerdem sind Anteile der Gelenkkapseln angenähert, andere wiederum überdehnt, was ebenfalls als Schmerzursache angenommen werden kann. Der Schmerz wird durch bestimmte Bewegungen ausgelöst und als hell und einschießend beschrieben.

Insertionen von Ligamenten und Muskeln schmerzen

Permanent erhöht gespannte Ligamente und Muskeln erfahren an ihrer Ansatzstelle am Knochen einen schmerzhaften Reizzustand im Sinne der Insertionstendinose. Der Schmerz ist scharf und an der Insertion zu lokalisieren. Er kann dort durch Druck mit dem Finger oder Zug durch die zugehörige Struktur provoziert werden.

Das Herausfinden schmerzverursachender Mechanismen und schmerzender Strukturen ist bei der schweren Skoliose problematischer als bei einer geraden Wirbelsäule. In Einzelfällen wird es notwendig sein, neben eindeutig faßbaren Befunden einer Arbeitshypothese zur Schmerzentstehung zu folgen. Der Effekt adäquater therapeutischer Maßnahmen wird über die Richtigkeit der Hypothese entscheiden.

Möglichkeiten krankengymnastischer Behandlung

— Manuelle Techniken wie Massagegriffe zur Reduzierung tastbarer muskulärer Verspannungen oder zur Analgesie (Deep Friction nach CYRIAX) können, wenn sie allein angewandt werden, die Problematik allenfalls kurzfristig verringern. Unter Umständen werden die Beschwerden in den folgenden Wochen sogar stärker, da aufgelockerte Strukturen dehnfähiger sind und das Fortschreiten der statischen Insuffizienz begünstigen. Gut dosiert und an den entscheidenden Stellen appliziert, können diese Maßnahmen jedoch für die zwingend nötige Korrektur und Stabilisation eine günstige Voraussetzung schaffen.
— Weiches aktives Bewegen der Gelenke innerhalb des vorhandenen Bewegungsausmaßes können sich positiv auswirken auf die Trophik der Knorpelstrukturen (53) und der Gelenkkapseln.
— Korrekturen der Haltung sind nur in minimalem Umfang möglich. Sie müssen jedoch erkannt und ausgenützt werden, da auch geringe Verbesserungen der Statik zur Verringerung der Schmerzen beitragen können (95).
— Die Leistungsfähigkeit der überlasteten Muskulatur muß durch Trainieren verbessert werden (41). Geeignete Trainingsformen steigern die Durchblutung und die Ausdauerleistung der Muskeln. Die Trainingsform orientiert sich an der vorhandenen Beweglichkeit und an der cardio-pulmonalen Leistungsfähigkeit.
— Werden die Schmerzen dennoch durch Belasten verstärkt, so müssen geeignete Möglichkeiten zur Verringerung der Belastung sowie zur Entlastung überlegt und ausprobiert werden.
— Werden die Schmerzen durch längeres Verharren in ungünstiger Position provoziert, so müssen diese Situationen verändert werden. Meistens lassen sich Korrekturen und Alternativen finden. Häufige Positionswechsel sind unumgänglich.

Maßnahmen, Techniken und Übungsbeispiele

— Muskeln oder Faserbündel, die vom Patienten als schmerzhaft angegeben und die die palpierende Hand als hart gespannt und verhaftet tastet, können aus entspannter Lage mit Techniken der klassischen Muskelmassage (je nach Muskelform Verschieben gegen die Unterlage, Verwringen, Zirkeln, Vibrieren, Friktion) behandelt werden. Schmerzhafte Ursprünge und Ansätze von Muskeln und Ligamenten werden — soweit erreichbar — durch manuelle Kompression und die Technik Deep Friction günstig beeinflußt.
— In ungünstiger Ausgangsstellung (Seitlage rechts, oft auch unterlagerte Bauchlage) wird in der beschriebenen Weise die erreichbare Korrekturhaltung erarbeitet und aktiv stabilisiert. Im Sitz kann die Korrektur zunächst erleichtert werden, indem durch Aufstützen der Fäuste auf die Unterlage die Belastung der unteren Brustwirbelsäule und der Lendenwirbelsäule reduziert wird.
— Zur Steigerung der Ausdauerleistung von Muskeln und Muskelgruppen bestehen aufgrund der geringen Beweglichkeit der Wirbelsäule und der Schulterblätter nur geringe Möglichkeiten, über dynamische Muskelarbeit zu trainieren. Es bleibt das Trainieren über vorwiegend statische Muskelarbeit mit kleinen dynamischen Phasen. Die Belastung des cardio-pulmonalen Systems kann verringert werden durch striktes Vermeiden des Pressens. Dies ist möglich, wenn

- die Intensität der Spannung reduziert,
- die Dauer der Haltephasen reduziert,
- die Anzahl der Wiederholungen optimal gestaltet und
- unnötige Hebelwirkung vermieden wird.

Überbelastung durch Gewichte kann entstehen durch
— überhöhtes Körpergewicht,
— Tragen schwerer Kleidungsstücke,
— Tragen von schweren Gegenständen (z.B. Einkaufstaschen).

Das Körpergewicht sollte durch dosiertes Abnehmen reduziert werden.
Manchmal wird ein Handstock, auf der überhängenden Rumpfseite geführt, als Erleichterung empfunden.
Empfehlenswert sind Kleidungsstücke aus leichten Materialien.
Das Tragen schwerer Gegenstände sollte vermieden werden. Vorschläge hierzu sind:

- Die Lasten können aufgeteilt in mehreren Gängen transportiert werden.
- Zwei leichtere Einkaufstaschen ermöglichen eine günstigere Lastenverteilung.
- Einkaufsgut kann auf Rädern transportiert werden (Einkaufswagen oder «Spazierstock auf Rädern»).
- Zum Transport nicht teilbaren Gutes sollten Hilfspersonen beansprucht werden.

Maßnahmen, Techniken, Übungsbeispiele · 69

Folgende Positionen und Tätigkeiten provozieren häufig Schmerzen:
— Liegen ohne Lagerungsmaterial auf ungeeigneter Unterlage (zu weich, zu hart, zu steile Abwinkelung des Kopfteiles. Ein zu schräg eingestelltes Kopfteil kann in Rücken- und Seitlage das Durchhängen eines Wirbelsäulenabschnittes bewirken).
Abhilfe (Abb. 26, 27):

> Die Unterlage (Matratze) soll einen festen Kern, jedoch eine eindrückbare oberste Polsterschicht besitzen, um das Eindrücken prominenter Körperstellen zu ermöglichen und damit die Auflagefläche zu vergrößern. Dennoch hohl liegende Stellen werden durch Polster aus Schaumgummi, Roßhaar oder Frotteetuch abgestützt, um Schmerzen zu vermeiden.

— Nach längerem Liegen in der gleichen Position ist der Lagewechsel schmerzhaft.
Abhilfe:

> Räkeln und lockeres Bewegen der Extremitäten und der Wirbelsäule unmittelbar vor dem Lagewechsel vermindern die Schmerzen deutlich.

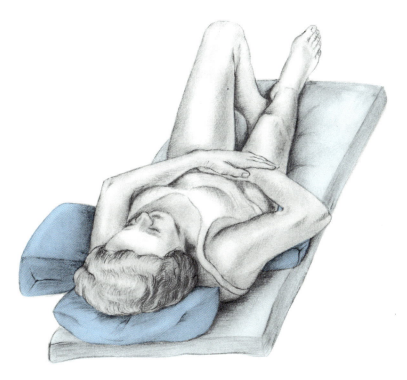

Abb. 26: Lagerung in Rückenlage:
Auf eine feste Matratze wird eine weiche Schaumgummiauflage gegeben, in die sich prominente Körperstellen eindrücken können. Hohl liegende Stellen (Rippental links, Lendental rechts) werden durch angepaßte Polster abgestützt. Dadurch können Muskeln entlastet und erhöhte Auflagendrucke ausgeglichen werden.

70 · Maßnahmen, Techniken, Übungsbeispiele

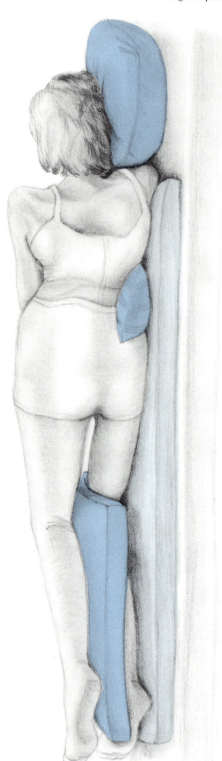

Abb. 27: Lagerung in Seitlage rechts:
Prinzipiell entspricht die Lagerung in Seitlage der Lagerung in Rückenlage. Prominente Körperstellen (Schulter und Trochanter major rechts) können sich eindrücken, hohl liegende Stellen (Flanke, Halswirbelsäule) werden abgestützt. Ein Polster zwischen beiden Beinen mildert den Auflagedruck und entspannt die pelvitrochanteren Muskeln sowie die kleinen Glutaen.

Beispiele:

Rückenlage, rechten Arm in Elevation strecken (Spannung bis in die Fingerspitzen), rechtes Bein zum Fußende ausstrecken (Spannung bis in die Zehenspitzen), beide Extremitäten zurücknehmen in locker gebeugte Haltung, während die Extremitäten der linken Seite ausgestreckt werden. 10mal wiederholen, entspannen.
Rückenlage, rechten Arm in Elevation/Abduktion/Außenrotation, linkes Bein in Extension/Abduktion/Innenrotation ausstrecken, beide Extremitäten zurücknehmen in locker gebeugte Haltung, während der linke Arm und das rechte Bein in gleicher Weise ausgestreckt werden. 10mal wiederholen, entspannen.
Seitlage rechts, linken Arm nach vorn oben, linkes Bein nach hinten unten ausstrecken, beide Extremitäten zurücknehmen in locker gebeugte Haltung. Nun den Arm nach hinten oben, das Bein nach vorn unten ausstrecken. 10mal wiederholen, entspannen. Seitenwechsel, wenn möglich.

Maßnahmen, Techniken, Übungsbeispiele · 71

— Bei längerem Sitzen treten Schmerzen paravertebral im Lumbalbereich auf, besonders stark unterhalb des Rippenbuckels. Die Patienten sitzen meist mit angelehntem Rippenbuckel, während Kreuzbein und Lendenwirbelsäule keine Stütze erhalten. Abhilfe (Abb. 28):

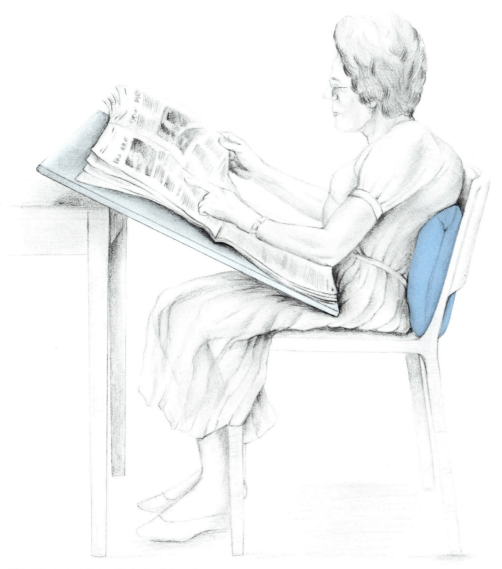

Abb. 28: Unterstützter Sitz beim Zeitunglesen:
Die Lendenwirbelsäule wird von dorsal, der Rippenbuckel von caudal durch ein festes Polster abgestützt; der Rippenbuckel wird so vom Druck gegen die Stuhllehne entlastet. Ein großes, leichtes Sperrholzbrett als Unterlage ermöglicht das Zeitunglesen in ökonomischer Körper- und Kopfhaltung.

72 · Maßnahmen, Techniken, Übungsbeispiele

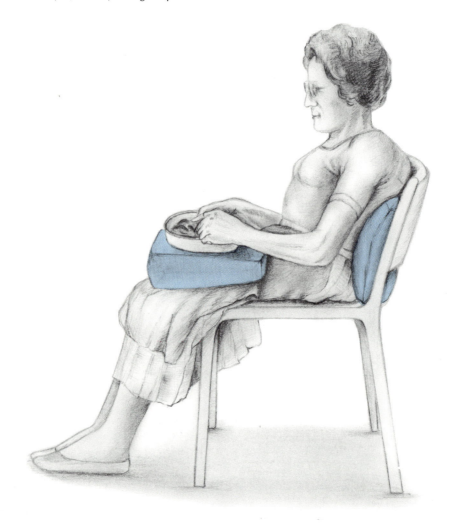

Abb. 29:
Unterstützter Sitz bei Küchenarbeiten:
Ein ausreichend dickes Kissen auf den Oberschenkeln bildet die Auflage für eine Schüssel oder Abfallschale.

Ein ausreichend großes, festes Polster soll den Bereich zwischen Kreuzbein, Lendenwirbelsäule, unterem Anteil des Rippenbuckels, der Lehne und dem Sitz des Stuhles ausfüllen und so das Kreuzbein und die Lendenwirbelsäule von dorsal, den Rippenbuckel von caudal stützen. Das Anlehnen erfolgt im caudalen Bereich der Wirbelsäule, der Druck gegen den Rippenbuckel wird weggenommen.
Einige Küchenarbeiten können im Sitzen durchgeführt werden (Abb. 29), wenn der vornübergeneigte Stand am Spülbecken auf die Dauer zu anstrengend ist.

— Bei längerem Lesen schmerzt der Hals-Nackenbereich.
  Abhilfe:

> Zur Erleichterung der Kopfhaltung kann das Buch an der Tischkante abgestützt schräg gehalten werden.
> Die Zeitung kann auf ein großes Sperrholzbrett gelegt werden, das ebenfalls, an der Tischkante abgestützt, schräg gehalten wird (Abb. 28).

Bei längerem Sitzen können lockere entspannende Bewegungen Beschwerden im Schulter-Nackenbereich vermindern:

> Im angelehnten Sitz den rechten und linken Arm im Wechsel nach oben strecken, 10mal wiederholen, entspannen bei abgelegten Armen.
> Beide Hände an die gleichseitigen Schultern anlegen, die Ellbogen zeigen nach unten. Nun den rechten Arm nach vorn, den linken Arm nach hinten ausstrecken und gleich wieder in die Ausgangsstellung zurücknehmen. Dann den linken Arm nach vorn, den rechten nach hinten ausstrecken und wieder zurücknehmen. 10mal wiederholen, entspannen.
> Bei geschlossenen Augen und seitlich auf einer Lehne abgelegten Unterarmen die Kopfhaltung durch Vor- und Rückneigen in lotrechte Haltung einpendeln. Erfahren des geringen Kraftaufwandes beim Halten des Kopfes in dieser Position. Langsamer Wechsel zwischen Flexion und Extension der Halswirbelsäule innerhalb des freien Bewegungsumfanges. 3—5mal wiederholen, Kopf wieder in lotrechte Haltung bringen und mit einem Minimum an Muskelspannung halten. Entspannen der den Schultergürtel hebenden Muskulatur.
> Langsame Rotationsbewegungen nach rechts und links innerhalb des freien Bewegungsumfanges. 3—5mal wiederholen, entspannen.
> Bei den beiden letzten Übungen ist darauf zu achten, daß der zur Verfügung stehende Bewegungsspielraum allmählich ausgeschöpft, jedoch keinesfalls durch verstärkte Muskelkontraktion erzwungen wird. Während der Behandlung wird das Bewegen, Halten und Entspannen eingeübt. Unerläßlich ist das Beobachten und Befragen des Patienten bezüglich Schwindelgefühlen. Treten diese auf, so darf der Patient diese Übungen nicht zu Hause durchführen, und der behandelnde Arzt muß darüber informiert werden.

— Bei längerem Gehen treten Rückenschmerzen auf.
  Abhilfe:

> Rechtzeitig Ruhepausen einlegen, noch bevor erfahrungsgemäß der Schmerz auftreten würde. Ein Spazierstock, auf der Seite des Überhangs geführt, erweitert die Gehstrecke.

Bei therapieresistenter statischer Insuffizienz wird mitunter die Frage der Korsettversorgung diskutiert. Hierbei ist zu bedenken, daß jedes Korsett die Atembewegung der Bauchdecken einschränkt. Da bei schweren Skoliosen ohnehin die thorakalen Atembewegungen erheblich reduziert sind, wird durch Behinderung der Bauchdeckenbewegung das Atemzugvolumen weiter gesenkt. Der Patient kann bei geringster Belastung Atemnot bekommen, weshalb er dann das Korsett nicht akzeptiert.

9 Orthesen bei Kindern und Jugendlichen

Alle modernen Rumpforthesen basieren auf dem EDF-Prinzip*, wobei je nach Modell das Ausmaß der passiven Korrektur unterschiedlich ist. Ziel der Behandlung ist jedoch nicht nur die Korrektur, sondern auch die Stabilisierung der skoliotischen Wirbelsäule. Es ist nicht bekannt, wieso nicht alle Skoliosen in der Orthese stabil werden. Es gibt keine sichere Regel dafür, wie sich die Skoliose im Korsett verhält und wie sie während und nach der Abschulung von der Orthese reagiert. Ebenfalls ist nicht bekannt, welche Rolle hierbei die Krankengymnastik spielt. Der Korrektureffekt erfolgt offensichtlich im Bereich der Zwischenwirbelräume, ein kompensatorisches Mehrwachstum der Wirbel wurde bislang nocht nicht nachgewiesen. Langfristige Ergebnisse liegen nur von dem Milwaukee-Korsett vor. Bei großbogigen Skoliosen (über 8 Segmente) von 20 bis 30 Grad (maximal 60 Grad thorakal und 40 Grad lumbal) ist das Milwaukee-Korsett am effektivsten. Der Rippenbuckel soll möglichst rund und nicht über 3 cm hoch sein. Die Behandlungsergebnisse sind sehr unterschiedlich (7, 37, 69). Vier verschiedene Gruppen können unterschieden werden. Zur Gruppe eins gehören die Skoliosen, die in der Orthese schnell stabil werden, bei denen der Korrektureffekt aber nicht sehr groß ist. Bei den Skoliosen der Gruppe zwei handelt es sich um die mit gutem Korrektureffekt ohne Progression nach der Abschulung. Die Skoliosen der Gruppe drei weisen nach der Abschulung noch bis zum 20. Lebensjahr eine u.U. erhebliche Progression auf. Die sogar im Korsett progredienten Skoliosen stellen die Gruppe vier dar. Die frühere Feststellung, daß das Milwaukee-Korsett die Progression verhindere, ist nicht mehr aufrecht zu erhalten. Offensichtlich ist die Anzahl der Patienten mit einer Progression im Korsett genau so groß wie die bei den unbehandelten Skoliosen. Bei Kindern über 11 Jahre hat die Orthese nur dann einen Sinn, wenn der Operationszeitpunkt bei fortbestehender Progredienz hinausgeschoben werden soll. Bei Kindern unter 11 Jahren ist das Milwaukee-Korsett bei nachgewiesener Progredienz nach wie vor die Therapie der Wahl. Die Abschulung von der Orthese muß langsam erfolgen, es sind zunächst tägliche, später wöchentliche Kontrollen erforderlich, die dann in Monatsabständen wiederholt werden müssen. Mögli-

---

* EDF = Extension, Derotation, Flexion

cherweise sind die schlechten Korsettbehandlungsergebnisse auf eine zu rasche Abschulung zurückzuführen. Über den eigentlichen Wachstumsabschluß hinaus bedürfen offensichtlich die Bandscheiben zumindest einer nächtlichen Entlastung in der Orthese bis zur bleibenden Stabilisation. Bei rigiden Krümmungen über 30 Grad hat sich die Mobilisation (krankengymnastisch oder durch Extension) vor der Korsettversorgung bewährt. Eine möglichst frühe Orthesenversorgung wird bei allen progredienten infantilen und juvenilen Skoliosen angestrebt. Die krankengymnastische Behandlung ist ein unabdingbarer Bestandteil der Korsettbehandlung, ebenso wie die Kooperation der Familie und die Mitarbeit eines Orthopädiemechanikers. Das «Wegziehen des Rippenbuckels» («shifting») dient nicht nur der Korrektur der Primärkrümmung, sondern auch der Bekämpfung des Überhanges (7). Das Manöver ist nicht unumstritten und nicht gefahrlos, da es zur Verstärkung der Sekundärkrümmung führen kann. Die Korrektur der lumbalen Nebenkrümmung ist aktiv schwer, oft gar nicht zu erlernen. Die Gesamtstatik der Wirbelsäule muß deswegen bei der Korrektur der Krümmungen berücksichtigt werden. Eine unausgeglichene Beinlängendifferenz kann die Progredienz der Lumbalskoliose ungünstig beeinflussen. Erstaunlicherweise ist die Progredienz bei erfolgtem Ausgleich gegenüber den Skoliosen mit primärem Beckengradstand geringer (36). So ist im Einzelfall die therapeutische Überhöhung zu erwägen, ihr Ergebnis muß stets röntgenologisch überprüft werden. Thorakale oder thorakolumbale Hauptkrümmungen lassen sich über den Beckenstand nicht beeinflussen. Die Überhöhung kann bei stärker strukturell veränderten Krümmungen einen Überhang induzieren. Er ist Ausdruck der muskulären Dekompensation der Nebenkrümmung (45).

Hauptnachteil des Milwaukee-Korsettes ist die psychische Belastung des Patienten und die Gefahr einer Abflachung der thorakalen Kyphose. Das Chêneau-Korsett stellt eine Modifikation des Milwaukee-Korsetts dar, es hat die gleichen Indikationen wie das Milwaukee-Korsett, jedoch sollte der Krümmungsscheitel nicht höher als Th 8 liegen. Das Boston-Korsett wirkt ausschließlich passiv, es ist bei lumbalen, allenfalls bei thorakolumbalen Skoliosen indiziert. Die bislang vorliegenden Ergebnisse der Chêneau- und Boston-Korsettbehandlung zeigen wie die Endergebnisse der Milwaukee-Korsettbehandlung, daß auf Dauer nur begrenzte Korrekturen möglich sind. Eine Kombination und Weiterentwicklung der Derotationsorthesen nach Chêneau und aus Boston stellt das CBW-Korsett dar. Es wirkt noch passiver als das Chêneau-Korsett und kann im Gegensatz zum Boston-Korsett auch bei thorakalen Krümmungen eingesetzt werden. Hauptunterschied zum Chêneau-Korsett ist der dorsale Verschluß, die vereinfachte Pelottenplacierung und die Überkorrektur durch Umkrümmung in der Orthese.

Die stärker als das Milwaukee-Korsett korrigierenden Orthesen haben den Nachteil der größeren Thoraxkompression mit Einschränkung der Lungenfunktion, der stärkeren Muskelatrophie, der Entwicklung einer Osteoporose und subjektiven Beeinträchtigung des Patienten. Möglicherweise können diese negativen Effekte durch krankengymnastische Maßnahmen kompensiert werden, so daß in Zukunft diese Orthesen mit dem Ziel der vollständigen Korrektur eingesetzt werden können.

Redressionsverfahren (meist in EDF-Gipsverbänden nach Cotrel) werden wegen der Überlegenheit der Extensionsverfahren nur noch durchgeführt, wenn die Orthesenbehandlung gescheitert ist und operative Verfahren (noch) nicht angewandt werden können (113). Umkrümmungsgipsliegeschalen und ähnliche Lagerungsmaßnahmen sind obsolet wegen ihrer Wirkungslosigkeit trotz der großen Belastung.

Der Wirkungsgrad der Extensionsverfahren ist dem Grad der Verkrümmung direkt proportional und um so effektiver, je kurzbogiger die Skoliose ist. Die Angaben über den Wert der Längsextension zur präoperativen Mobilisation sind unterschiedlich. Die Haloschwerkraftextension ist weitgehend durch die Cotrelextension und die krankengymnastischen Mobilisationsverfahren verdrängt worden. Die Mobilisation der Wirbelsäule erfordert stets die nachfolgende externe oder interne Stabilisation zur Verhütung der sonst unvermeidbaren Progredienz. Die Warnsymptome für Extensionsschäden des Rückenmarkes sind das Auftreten von Doppelbildern (Nervus-abducens-Lähmung), Blasenentleerungsstörungen und Brachialgien.
Die Derotation der Wirbelsäule ist schwer zu erreichen. Meist führen die therapeutischen Versuche nur zur zusätzlichen Rippen- und Thoraxdeformierung mit Überdehnung der Ligamenta costotransversaria und Schädigung der Rippenwirbelgelenke. Außerdem ist eine zusätzliche Verstärkung der ohnehin bereits vorhandenen Verdrehung des Thorax zur Konkavseite zu befürchten.

Krankengymnastische Behandlung

Vor Beginn der krankengymnastischen Behandlung ist zu überlegen und zu klären:
— Darf oder soll das Korsett zur Behandlung abgenommen werden oder nicht?
— Welches Vorgehen ist sinnvoll, wenn im Korsett behandelt wird?
— Welches Vorgehen ist sinnvoll, wenn ohne Korsett behandelt wird?
— Wann und wie kann und darf mobilisiert werden?
— Was ist beim Angewöhnen an das Korsett zu beachten?
— Was ist beim Abgewöhnen vom Korsett zu beachten?

Manchmal entscheidet der behandelnde Arzt darüber, ob das Korsett zur Behandlung abgelegt wird oder nicht.
Gibt der Arzt jedoch keine diesbezügliche Anweisung, so muß der Krankengymnast entscheiden. Funktionelle Kriterien werden zur Entscheidungshilfe herangezogen.

Für die **Behandlung im Korsett** sprechen folgende Argumente:
— Jedes Korsett fixiert bei optimaler Einstellung die derzeitige Korrekturhaltung. Ein Hängenlassen ist kaum möglich.
— Das Korsett kann bei der Übungsbehandlung kontrollierend wirken: Üben im Sinne der Skoliose erhöht den Druck an den durch Pelotten korrigierten Körperstellen. Korrigieren der Skoliose entlastet die Korrekturpunkte teilweise (48, 91).
— Übungen im Korsett können, wenn sie korrekt eingeübt sind, fast jederzeit während des Tages wiederholt werden.
— Bei Übungen mit erhöhter Anforderung kann das Korsett zunächst Hilfe sein beim Einnehmen und Einhalten der Übungsposition. Der Rumpf ist zumindest passiv fixiert; das Erarbeiten der passiv-aktiven und zuletzt aktiven Stabilisierung wird erleichtert.

Für die **Behandlung ohne Korsett** sprechen folgende Argumente:
— Die aktive Korrektur kann sowohl durch den Behandler als auch durch den Patienten selbst optisch besser kontrolliert werden, weil sie im Moment nicht passiv unterstützt wird. Ungenügende Korrekturen können oft erst ohne Korsett gesehen und behandelt werden.
— Die Forderung an die Muskulatur bezüglich Kraft- und Ausdauerleistung kann viel besser dosiert und kontrolliert werden, da keine passive Fixation unterstützt.
Somit erscheint es sinnvoll, sämtliche Vorteile während unterschiedlicher Behandlungsphasen auszunützen und die jeweiligen Nachteile auszuschließen.

Behandlung im Korsett

Die Befundaufnahme wird ohne Korsett durchgeführt. Zeigt sich eine deutliche Lotabweichung und ein positiver MATTHIASS-Test, so ist es sinnvoll, zunächst im Korsett zu üben.
Es wird nach Bewußtmachen der Haltungsabweichung die aktive Korrektur im Korsett erarbeitet. Dabei erfolgt der Aufbau wie beschrieben, doch sind keine Bewegungen, sondern nur Spannungsänderungen der Muskulatur im Sinne der Haltungskorrektur zu erwarten. Das Kind wird den Rippenbuckel nicht «von der Pelotte weg» (16) bewegen können, sondern höchstens durch Entdrehen den Pelottendruck auf den Rippenbuckel reduzieren können. Erfolgte tatsächlich eine Bewegung weg von der Pelotte, so ist das Korsett insuffizient, und das Kind bewegt in den angrenzenden Gegenkrümmungen im Sinne einer Verstärkung der Skoliose.
Ein weiteres Argument spricht gegen das Üben «weg von der Pelotte» («shifting», 87) und für ein Üben, das sich am lotrechten Aufbau der Körperabschnitte übereinander orientiert: Das Bewußtsein für Körperhaltung darf sich nicht auf Punkte stützen, die außerhalb des Körpers liegen, denn sie sind mit Ablegen des Korsetts entzogen. Bei der idiopathischen Skoliose ist die Tiefensensibilität intakt, so daß über Wahrnehmung von Gelenkstellungen und Muskelspannung sowie Veränderung derselben eine effektive Kontrolle der Körperhaltung jederzeit möglich ist. Entsprechend erfolgen während der Behandlung die Übungsaufträge und die Übungsfolge.
Bei der Behandlung im Korsett sollten die leichtesten Ausgangsstellungen, die Lagen, sehr bald aufgegeben werden zugunsten vertikaler Ausgangspositionen, die mehr an Spannung und Haltung fordern. Da das Korsett intensiv unterstützt, muß die Anforderung durch die Ausgangsstellung und die Behandlungstechnik relativ hoch angesetzt werden, um Effekte erzielen zu können. Besonders wichtig sind Ausgangspositionen, die Bezug zu Tätigkeiten des täglichen Lebens haben.
Sind deutliche Fortschritte in der Kontrolle und der aktiven Stabilisation festzustellen, so sollte mit Einverständnis des Arztes das Korsett zunächst bei einzelnen Behandlungen oder Behandlungsphasen abgelegt werden.

Behandlung ohne Korsett

Es muß besonders darauf geachtet werden, daß der Patient während keiner Übungsphase in pathologischer Haltung «hängt». Es werden zunächst horizontale Ausgangsstellungen gewählt oder eine vertikale Position mit veränderter Unterstützung (aktiver Hang an Ringen und Sprossenwand, Stütz am Barren, Abb. 77—85). Während kurzer Ruhepausen kann zunächst, falls nötig, völlige Entspannung in Bauch- oder Rückenlage eingenommen werden. Anzustreben ist im Hinblick auf Erreichen des Behandlungszieles das Bewahren der korrekten Körperhaltung mit einem Minimum an Spannung (ökonomischer Spannung).
Sobald Kraft- und Ausdauerleistung es erlauben, wird in vertikalen Positionen gearbeitet. Es sei nochmals darauf hingewiesen, daß eine relative Einsteifung der Wirbelsäule die erwünschte Folge einer konsequenten Korsett-Therapie ist. Das bedeutet, daß keine mobilisierenden Maßnahmen im Regelfall angewandt werden. Die Behandlung soll dynamische, also die Wirbelsäule bewegende Elemente enthalten (53), der Schwerpunkt liegt jedoch auf stabilisierenden Maßnahmen.

Vorschläge zum Vorgehen bei temporärer Mobilisation

In Fällen nicht zufriedenstellender Korrektur durch das Korsett bei bereits rigiden Skoliosen kann durch temporäre Mobilisation eine bessere Korrektur erzielt und die Bildung von Druckstellen vermindert werden. Günstigerweise wird die Mobilisation unmittelbar vor der Korsettversorgung bei stationärer Aufnahme durchgeführt, damit tägliche intensive Behandlung möglich ist. Die Dauer beträgt in der Regel 1—3 Wochen. Das Kind soll außerhalb der Behandlungszeiten möglichst liegen, um einer Verschlechterung der Skoliose entgegenzuwirken.
Vor Durchführung der mobilisierenden Maßnahmen muß unbedingt von ärztlicher und von krankengymnastischer Seite zusammen mit den Eltern und dem betroffenen Kind der beabsichtigte Weg besprochen werden, und die Bereitschaft zu kooperativer Mitarbeit muß überzeugend vorhanden sein. Ist die Mitarbeit nicht gewährleistet, so sollte im Hinblick auf die Progredienz auf eine korrekturverbessernde Mobilisation verzichtet werden.

Die Maßnahmen zur Mobilisation entsprechen teilweise der präoperativen Skoliosebehandlung.

Krankengymnastische Techniken:
— manuelle Mobilisation und Dehnung von Weichteilen und Kapsel-Bandapparat
— mobilisierende Bewegungstherapie unter Entlastung der Wirbelsäule, auch als Behandlung in der Gruppe durchführbar
— mobilisierende und streckende KLAPP'sche Kriechübungen (49)
— mobilisierende Übungen im Bewegungsbad

80 · Krankengymnastische Behandlung

Apparative Maßnahmen:
— Vom Patienten selbst zu dosierende apparative Extension (Distraktion) im COTREL-Extensionsbett.

Dosierung

Täglich sollte nicht unter 4 Stunden mobilisiert werden (alle Maßnahmen zusammengezählt), um innerhalb kurzer Zeit (1—3 Wochen) ein Maximum an Korrekturfähigkeit zu erreichen. Anschließend muß die Mobilisation beendet und die Korsettversorgung vorgenommen werden. Die weitere krankengymnastische Behandlung ist dringend erforderlich zur aktiven Korrektur der Haltung und ihrer aktiven Stabilisation. Es erscheint sinnvoll, über Monate hinweg ausschließlich im Korsett zu üben.

Gewöhnung an das Korsett

Bei kooperativen Patienten, die im näheren Einzugsbereich der Klinik, der Arztpraxis, der Orthopädischen Werkstätte und der Krankengymnastik-Praxis wohnen, kann die Gewöhnung an das Korsett durchaus ambulant erfolgen. Entscheidend ist, daß bei auftretenden Problemen innerhalb kürzester Zeit Ratschläge eingeholt und Abhilfe geschaffen werden können. In vielen Fällen ist jedoch ein stationärer Aufenthalt von 1—2 Wochen Dauer erforderlich (16).
Das Gewöhnen an das Korsett soll schrittweise erfolgen. Als grobe Orientierung kann gelten:

— 3 Tage lang 3mal täglich 2 Stunden Tragen des Korsetts, dazwischen 1—2 Stunden ohne Korsett (therapeutische Maßnahmen und Liegen). Dann
— 3 Tage lang 3mal täglich 4 Stunden Tragen des Korsetts, dazwischen 1/2—1 Stunde ohne Korsett. Dann
— 3 Tage lang Tragen des Korsetts während des Tages (10—14 Stunden), nachts noch ohne Korsett. Dann
— tagsüber und nachts Tragen des Korsetts (23 Stunden), zu mehrmals täglich notwendiger Körperpflege Ablegen des Korsetts (52,71).

Die Durchführung des Programms erfordert manchmal die teilweise oder vollständige Dispensierung vom Schulbesuch während einiger Tage. Hausaufgaben sollen weitgehend in liegender Position durchgeführt werden.
Die Pausen während der Angewöhnungszeit sind nötig zur Erholung und Pflege der Hautpartien, die besonderem Druck ausgesetzt sind. Häufiges Duschen (welches günstiger ist als langes Baden, da es die Haut nicht so stark aufweicht), Frottieren und Einreiben mit Franzbranntwein zur Abhärtung der Haut sind erforderlich. Auf keinen Fall darf die dem Druck ausgesetzte Hautpartie gecremt oder mit Watte oder Schaumgummi gegen

das Korsett abgepolstert werden, was leider immer wieder versucht wird. Der Druck nimmt durch Abpolstern zu und begünstigt die Entstehung eines Druckgeschwürs. Vielmehr soll die unter Anleitung durch den Krankengymnasten erlernte Korrektur der Haltung im Korsett häufig wiederholt werden, was die gefährdeten Hautpartien jeweils kurz entlastet. In horizontaler Ausgangsstellung können günstige, die Druckstelle entlastende Positionen und Lagerungen gefunden werden.

Jedes Mal nach Ausziehen des Korsetts wird die Haut kontrolliert, um Druckstellen vor dem Aufbrechen der Haut zu erfassen. Kann trotz Durchführung der genannten Maßnahmen eine Druckstelle nicht ausreichend entlastet werden, so muß unverzüglich der Arzt aufgesucht werden, der dann die erforderlichen Schritte (besondere Pflege, Änderung der Pelotte, langsamere Angewöhnung) einleitet.

Ist dennoch ein Dekubitalgeschwür entstanden, so ist eine Änderung am Korsett unumgänglich. Der Patient soll vorwiegend liegen während der Ausheilungsphase. Neben den üblichen hautpflegenden und entlastenden Maßnahmen kann die Eis-Fön-Behandlung zur Verbesserung der lokalen Durchblutung und somit zur Beschleunigung der Wundheilung beitragen. Das Korsett soll erst nach Änderung und Abheilung des Druckgeschwürs wieder angezogen werden. Es ist sinnvoll, zunächst mit halbstündigem, dann einstündigem Tragen bei doppelter Pausendauer zu beginnen, damit nicht erneut ein Druckgeschwür entsteht.

Ratschläge für Patienten, die ein Korsett tragen

— Beim Anziehen unbedingt auf korrekten Sitz achten; wenn nötig mehrmals anziehen, bis der richtige Sitz gefunden ist. Die Verschlüsse sollen zunächst nur leicht angezogen, nach 5—10 Minuten nachgestellt und endgültig fixiert werden. Das Festziehen der Verschlüsse erfolgt von unten nach oben.
— Auf faltenfreien Sitz des Baumwolltrikots unter dem Korsett achten. Häufiges Wechseln des Trikots, unbedingt dann, wenn es feucht ist, verhindert die Entstehung von Druckstellen (52).
— Häufiges Duschen, Frottieren und Abreiben mit Franzbranntwein, um Transpiration unter dem Korsett zu vermindern und Rückstände auf der Haut zu entfernen.
— Häufige kleinere Mahlzeiten anstelle von wenigen umfangreichen Mahlzeiten, die wegen ihres größeren Volumens unangenehmes Druck- und Völlegefühl verursachen.
— Einen Teil der Schulaufgaben (z.B. Lesen, Auswendiglernen) in horizontaler Ausgangsstellung durchführen (34).
Bei venöser Stase der Beine, besonders in der Angewöhnungsphase beim Boston-Brace, kann mehrmals täglich eine entstauende Hochlagerung der Beine bei Schräglagerung des Rumpfes (zur Verminderung der Hüftflexion) durchgeführt werden. Drückt das Korsett beim Sitzen in der Leistenbeuge, so soll vor einer Änderung am Korsett geprüft werden, ob ein etwas höherer Stuhl oder ein festes Polster auf dem Stuhl das Problem lösen kann, indem die Hüftflexion verringert wird.

Abgewöhnen vom Korsett

Ist vom Arzt die Abgewöhnung vom Korsett entschieden, so möchte jeder Patient begreiflicherweise das Korsett am liebsten sofort ablegen. Rasches Abgewöhnen führt erfahrungsgemäß zu einem deutlichen Korrekturverlust. Deshalb ist es erforderlich, den Patienten von der Notwendigkeit der planmäßigen, allmählichen Abgewöhnung zu überzeugen. Er muß auch während der letzten Behandlungsphase mitarbeiten, um das über Jahre errungene Ergebnis möglichst halten zu können.
Wenn möglich, werden vorübergehend kürzere Intervalle zwischen den krankengymnastischen Behandlungen gewählt. Sowohl Anleitung als auch Kontrolle werden damit intensiviert. Im Gegensatz zum Angewöhnen, das so rasch wie möglich erfolgt, soll das Abgewöhnen möglichst lang, unter Umständen 3—12 Monate dauern. Zunächst kann das Korsett halbstündlich, zunehmend mehrmals täglich stündlich abgelegt werden während einer Phase des Tages, die volle Konzentration des Patienten auf das Bewahren seiner bestmöglichen Haltung zuläßt. Die Fähigkeit, die Haltung nahezu gewohnheitsmäßig zu bewahren, erlaubt dann, das Korsett halbtags abzulegen. Als positiv kann gewertet werden, wenn das nach einem halben Tag wieder angezogene Korsett nicht als Korrektur oder Erleichterung, sondern als Bestätigung der Haltung empfunden wird. Ist dieser Zustand erreicht, so kann das Korsett tagsüber ausgelassen werden. Später soll es auch nachts nicht mehr getragen werden.
Während der letzten Übergangsphase soll das Korsett nach ein- oder mehrtägigem korsettfreiem Intervall wieder für kurze Zeit getragen werden zur Kontrolle für den Patienten selbst, ob die Haltung wirklich optimal bewahrt wurde.
Für die Dauer der einzelnen Phasen der Abgewöhnung vom Korsett scheint ein allgemein gültiges Schema nicht sinnvoll. Die Berücksichtigung der genannten funktionellen Kriterien ist günstiger, weil die Mitarbeit des Patienten angesprochen und damit sein Leistungswille gefördert wird.

10 Selbständiges Üben zu Hause

Probleme grundsätzlicher und spezieller Art tauchen auf im Zusammenhang mit «Hausaufgaben». Folgende Fragen präzisieren die Probleme:
— Was spricht für «Hausaufgaben»?
— Was spricht gegen «Hausaufgaben»?
— Unter welchen Aspekten sollen «Hausaufgaben» erteilt werden?
— Welche Kontrollen sind sinnvoll?

Argumente für und gegen «Hausaufgaben»

Für die Erteilung und Durchführung von Hausaufgaben sprechen folgende Argumente:
— Die während der Behandlung erworbenen Fähigkeiten und Fertigkeiten bedürfen der Weiterführung und Festigung während des Tages und während des Behandlungsintervalls, um den Effekt zu optimieren.
— Die im Durchschnitt 1—2mal wöchentlich durchgeführte krankengymnastische Behandlung alleine reicht nicht aus, um das Behandlungsziel zu erreichen. Die Behandlung stellt nur eine kurze Phase im Ablauf eines Tages dar und kann somit nur Anstoß zur Integration möglichst gerader Körperhaltung in den Alltag geben. Die Integration muß der Patient alleine bewältigen.

Gegen Hausaufgaben sprechen folgende Argumente:
— Sie sind sinnlos, da sie meistens nicht konsequent durchgeführt werden.
— Sie werden möglicherweise unexakt durchgeführt. Wenn sie nicht unmittelbar korrigiert werden, können sie mehr schaden als nutzen.

Daraus folgt, daß Überlegungen zur Minderung der nachteiligen Aspekte sich lohnen, um die Vorteile zu nutzen.

Aspekte, unter denen Hausaufgaben erteilt werden

— Die Hausaufgabe wird der soeben durchgeführten Behandlung entnommen. Sie wird als Aufgabe deklariert und mit dem Patienten nochmals durchgegangen, wobei auf Schwerpunkte und Fehlerquellen sowie auf die zu erzielende Wirkung hingewiesen wird.
— Die Aufgabe, im Prinzip eingeübt, bietet dem Patienten die Möglichkeit, eigene Variationen zu finden. Diese werden bei der nächsten Behandlung bearbeitet, bestätigt oder korrigiert.
— Die Aufgabe kann darin bestehen, daß der Patient in definierten Alltagssituationen seine Asymmetrie wahrnehmen soll. Er kann ausprobieren, wie lange er bei bestimmten Tätigkeiten seine Korrekturhaltung bewahrt.
— Sinn und Wert der jeweils ausgewählten Hausaufgabe wird dem Patienten erklärt (z.B. Steigerung der Kraftleistung bestimmter Muskelgruppen, Steigerung der Ausdauerleistung, Stabilisation der Rumpfhaltung mit besonderer Berücksichtigung eines kritischen Abschnittes, Wahrnehmung und Korrektur der bisher unbewußten Asymmetrie in Alltagssituationen, Übertragen der Korrekturhaltung auf Alltagssituationen).
— Bei kleineren Kindern ist es erforderlich, daß Eltern oder ältere Geschwister bei den Hausaufgaben mitarbeiten. Die entsprechenden Instruktionen und Informationen werden während der Behandlung erteilt (85).
— Es ist wichtig, daß das Üben auch zu Hause positiv besetzt wird: Freudige Aktivität, Lob, Ansporn und konstruktive Kritik sollen die Atmosphäre prägen, nicht Zwänge, Tadel oder grundsätzlich materielle Belohnung. Das Kind kann und soll von Anfang an wissen, daß es weder für die Eltern noch für den Krankengymnasten noch für den Arzt, sondern nur für sich selbst seine gerade Körperhaltung einübt. Diese Erkenntnis kann als Grundbedingung der positiven Motivierung angesehen werden.

Möglichkeiten der Kontrolle

Zunächst ist sicher Fremdkontrolle erforderlich. Sie wird durch die während der Behandlung instruierten Familienangehörigen ausgeübt. Zu Beginn der folgenden Behandlung begutachtet der Krankengymnast die Durchführung der letzten Aufgabe kritisch, bestätigt oder korrigiert (48).
Bereits während der ersten Behandlung wird versucht, dem Patienten über Körperwahrnehmung (85) mit und ohne optische Hilfe die Fähigkeit zur Eigenkontrolle zu vermitteln. Damit kann der Patient in Abhängigkeit von Alter und Aufnahmefähigkeit innerhalb kurzer Zeit sich selbst kontrollieren (62) und bei Unklarheit Hilfe durch Familienangehörige und Behandler erfahren.
Bei Kindern mit normaler Intelligenz und normalem sozialem Umfeld sollte es dem enga-

gierten Behandler gelingen, Patienten und Familienangehörige zu konsequenter Mitarbeit zu Hause zu aktivieren. Tägliche krankengymnastische Behandlungen sind praktisch nicht durchführbar, aber auch nicht sinnvoll und deshalb nicht nötig. Der wichtigste Behandlungsschritt, das Übernehmen der korrekten Haltung als Gewohnheit, muß vom Patienten selbst und seinen Angehörigen geleistet werden; der Ansporn dazu erfolgt in jeder Behandlung.

11 Probleme der Motivation

Gedanken zu Ursachen und Hintergründen

Mitunter äußern sich sowohl die betroffenen Kinder und ihre Eltern als auch die Behandler zu der Schwierigkeit, Motivation für die Behandlung aufzubauen und sie über Jahre hinweg zu erhalten. Möglichkeiten der Problemlösung ergeben sich, wenn man sich einige Gedanken zu Ursachen und Hintergründen mangelnder Motivation macht.
Kinder und Jugendliche mit leichten Skoliosen fühlen sich nicht krank, auch leiden sie (noch) nicht unter dem Bewußtsein ihrer Skoliose. Meistens sind sie zu Behandlungsbeginn übungsbereit.
Die Vorschulkinder und Erstkläßler sind nicht bekümmert wegen ihrer Skoliose. Sie sind neugierig und möchten das Turnen auf ihre Art gestalten. Die Schüchternen würden gerne agieren, trauen sich jedoch nicht und werden erst zugänglich und übungsbereit, wenn sie bei der Behandlung anderer Kinder zuschauen durften. Die älteren Kinder können sich ihre Skoliose bereits vorstellen; sie wünschen sich eine gerade Wirbelsäule und sind bereit, dafür Einsatz zu leisten.
Bei Eltern von Kindern mit leichten Skoliosen besteht hin und wieder die Auffassung, daß sich für einen so geringen Befund der zeitliche Aufwand nicht lohne. Erweist sich die Skoliose als progredient, so wird die krankengymnastische Behandlung für sinnlos gehalten, da sowieso eine Operation notwendig sei. Es besteht also grundsätzlich kein Leistungswille. Diese Patienten und ihre Eltern rechtzeitig vom Gegenteil zu überzeugen, ist außerordentlich schwierig, mitunter aussichtslos.

Gedanken zur positiven Gestaltung der Zusammenarbeit

Es besteht die Meinung, daß die krankengymnastische Behandlung bei idiopathischer Skoliose bis zum Wachstumsabschluß gerechtfertigt ist, was manchmal ein Jahrzehnt Behandlungszeit bedeutet (13, 62). Damit steht der Krankengymnast vor der Aufgabe, die Bereitschaft des Kindes zur Mitarbeit über Jahre hinweg zu erhalten oder sie aufzubauen, wo sie spontan nicht vorhanden ist. Dabei entstehen Schwierigkeiten, die nicht immer durch Appelle des Behandlers an Vernunft und Einsicht des Patienten oder aber durch materielle Belohnung seitens der Eltern auf Dauer zu bewältigen sind. Dem erfahrenen und gut beobachtenden Behandler gelingt es, konkrete Ursachen für fehlende oder nachlassende Übungsbereitschaft zu ergründen. Meistens lassen sich Wege finden, das Interesse an der Behandlung zu wecken und innerhalb einer gewissen Schwankungsbreite zu erhalten. Sicherlich ist von Zeit zu Zeit ein Gespräch erforderlich, das Verständnis und Hilfe bietet oder aber klar die mögliche Progredienz vor Augen führt, jedoch auch auf die Chance hinweist, sie zu verhindern.

Folgende Überlegungen tragen dazu bei, die Behandlung als Zusammenarbeit zu verstehen und in diesem Sinne zu gestalten:

— Bewegungsdrang und Neugierverhalten der Kleinen sollte man nicht hemmen, sondern ausnützen, indem Vorschläge und Neigungen der Kinder in die Behandlung eingefügt werden.
— Besonders bei kleineren Kindern ist es wichtig, jede Behandlung in mehrere Phasen aufzuteilen und jeder Phase einen eigenen Charakter zu geben, um über verschiedene Reize Motivation zu erhalten. Aspekte zur Gestaltung einzelner Phasen sind:
  - In jeder Phase wird der gleiche Punkt des Befundes therapeutisch angegangen, jedoch auf unterschiedliche Weise (in anderer Ausgangsstellung, mit anderen Geräten, in anderem Zusammenhang).
  - In jeder Phase wird ein anderer Punkt des Befundes therapeutisch angegangen.
  - Phasen der statischen Arbeit müssen abgelöst werden durch Phasen dynamischer Arbeit. Diese sollten auf Steigerung der Ausdauer angelegt sein.
— Die für das Trainieren von Kraft, Ausdauer und Koordination erforderlichen Wiederholungen von Bewegungsabläufen sollten zur Vermeidung von Reizmonotonie kleine Variationen aufweisen.
— Die Wahrnehmung unterschiedlicher Körperhaltungen kann auch bei kleinen Patienten in altersgerechter Form geweckt werden (85).
— Die Kommunikation darf nicht auf das Muster Auftrag-Ausführung-Kritik reduziert sein. Sie beinhaltet die Rückmeldung durch das Kind (z.B.: Spürst du die Muskelspannung? Wie gut findest du deine Haltung? Auf welche Stellen paßt du besonders auf? Worauf achtest du beim Wiederholen dieser Übung ganz besonders? Eine Stelle ist noch nicht gut korrigiert — welche ist es? Nach bzw. auf welcher Seite mußtest du schwerer arbeiten?). Der Behandler gewinnt wichtige Informationen über Körperwahrnehmung des Patienten und geht in der weiteren Behandlung darauf ein.
Außerdem werden Ausführung und Rückmeldung durch das Kind gewertet (z.B. richtig, besser, noch nicht ganz korrekt, falsch ausgeführt weil nicht verstanden, so gut wie noch nie).

— Größere Kinder erwarten oft einen möglichst raschen und sichtbaren Behandlungserfolg. Diese Erwartung sollte man nicht durch Unachtsamkeit enttäuschen, sondern vielmehr bestätigen und nutzen, indem Gewohnheits- und Korrekturhaltung von verschiedenen Seiten und während verschiedener Übungsphasen kommentiert und durch Spiegel verdeutlicht werden (95).
— Der Behandler soll nicht nur kritisieren, wenn der Patient sich unkonzentriert zeigt oder zu wenig Einsatz leistet. Er soll positiv verstärken, wenn eine Übungsphase besonders gut gelungen ist und die konzentrierte Arbeit beiden Beteiligten Freude bereitet. Auch die spontan eingenommene Korrekturhaltung oder die exakte Demonstration der Hausaufgaben verdienen Lob.
— Die Unterforderung des Patienten sowohl in körperlicher als auch in intellektueller Hinsicht erzeugt Langeweile und wirkt auf Dauer zerstörend auf die Motivation. Während einer gut aufgebauten Übungsbehandlung von 30 Minuten Dauer braucht ein Kind keine absolute Ruhepause. Ein relatives Ausruhen entsteht zwangsläufig, wenn der Patient sich auf die Ansage der nächsten Übungssequenz oder die Bewertung der eben durchgeführten Übung konzentriert. Auch der Behandler braucht keine Ruhepause, wenn er seine Kräfte ökonomisch einsetzt und die Behandlung sinnvoll aufbaut.
— Nicht zuletzt sollte ein selbstkritischer Behandler sich die Frage stellen, in wieweit er selbst für die mangelnde Motivation seiner jungen Patienten verantwortlich ist (62). Hochmotivierte Kinder und Eltern könnten natürlich auch einen unmotivierten Behandler aktivieren. Auf die Dauer jedoch ist die Motivation entscheidend abhängig von den Fähigkeiten des Behandlers.

12 Sportliche Betätigung für junge Menschen mit Skoliosen bis 45° COBB

Bei der Frage der Bewertung und Empfehlung bestimmter Sportarten für Skoliosepatienten ist zu unterscheiden zwischen sportlicher Betätigung als Therapie einerseits und sportlicher Betätigung aus Freude oder Passion ohne schädigenden Einfluß auf die Skoliose andererseits.

Werden einer Sportart therapeutische Aspekte zugesprochen, so muß sie Kriterien erfüllen, die sich aus dem Krankheitsbild und dem Befund ableiten lassen:

— Die Wirkung der Sportart soll die aktive Stabilisation der Körperhaltung fördern. Die Wirbelsäule kann zwar bewegt, soll jedoch nicht mobilisiert werden.
— Bewegungsabläufe müssen symmetrisch, entweder beidseitig gleichzeitig oder alternierend durchgeführt werden. Dasselbe gilt für kraftfördernde Sportarten. Ausschließlich asymmetrische Sportarten sind nicht als Therapie anzusehen.
— Primär soll die Ausdauerleistung erhöht werden, nicht die grobe Kraftleistung. Intensives Krafttraining gegen hohe Widerstände wirkt sich auf die Wirbelsäule und damit auf die Skoliose als Kompression aus und ist deshalb nicht geeignet.
— Anhalten der Atemluft und Pressen bei sportlicher Betätigung sollen vermieden werden, um den ohnehin eintretenden Elastizitätsverlust des Thorax und der Lunge nicht zu fördern.

Sportarten mit therapeutischer Wirkung

Schwimmen

Fast alle Stile sind günstig und therapeutisch effektiv, wenn wettkampfmäßig in Bahnen geschwommen wird. Häufig wird beobachtet, daß Skoliosepatienten spontan nicht geradeaus schwimmen, sondern konstant nach der gleichen Seite abdriften (ähnliche Beobachtungen bei Kriechübungen), was auf asymmetrische Muskelkraft und Bewegungskoordination zurückgeführt werden kann. Hinzu kommt rasche Ermüdbarkeit. Läßt man die Patienten nach Belieben schwimmen, so ergibt sich daraus keine Therapie, da das Problem der Asymmetrie nicht angegangen wird. Ideal ist deshalb intensives Schwimmtraining (13) durch Bahnenschwimmen im Schwimmverein. Der therapeutische Effekt liegt in der Förderung der Körpersymmetrie und der Ausdauer. Hinzu kommt beim Wettkampf die Freude an Leistung und Erfolg.

Laufdisziplinen

Waldlauf, Jogging, Skilanglauf sind bei ökonomischem Laufstil und guter Fuß-Beinarbeit, wenn möglich unterstützt durch Luftpolsterschuhe, gut geeignet zum symmetrischen Training der Rumpfmuskulatur und zur Verbesserung der Kondition.

Federn und Springen auf elastischer Unterlage

Viele Kinder zeigen geringe Sprungkraft bei lockeren, überstreckbaren Gelenken. Das Springen staucht die Wirbelsäule, da die insuffiziente Beinmuskulatur das fallende Körpergewicht nicht elastisch abfängt. Bei intensivem Trainieren des Springens auf geeigneter Unterlage (Trampolin, dicke Schaumgummimatten) und gleichzeitiger aktiver Stabilisation der gesamten Haltung können Teile des Trampolinspringens therapeutischen Charakter bei Skoliosepatienten haben.

Ballett

Erfahren und Beherrschen von Körperhaltungen und Bewegungen sowie die Förderung der Ausdauerleistung lassen heutiges Ballett als therapeutisch sinnvoll erscheinen. Weitere günstige Faktoren sind Freude und Bestätigung der physischen und psychischen Leistung.

Sportarten ohne therapeutische Wirkung

Viele passioniert betriebenen Disziplinen sollten nicht wegen der bestehenden Skoliose abgebrochen werden. Auch wenn ihnen kein direkter therapeutischer Effekt zugesprochen wird, so sind doch körperlicher Einsatz, Bereitschaft und Freude an der sportlichen Leistung wichtige Aspekte, die die Weiterführung der Sportart rechtfertigen. Bei denjenigen Sportarten, die symmetrische Bewegungsabläufe ermöglichen (z.B. Alpinskilauf, Paddeln, Reiten) soll der Patient bewußt kontrollieren, ob er sich seitengleich bewegt und dies, wenn nötig, erarbeiten. Bei asymmetrischen Sportarten (z.B. Tennis, Fechten, Bogenschießen) ist durch den Sport selbst keine skoliosefördernde Wirkung zu befürchten, aber auch keine therapeutische.

Sportarten mit negativer Wirkung

Als eindeutig negativ sind Sportarten zu beurteilen, die sich auf die Wirbelsäule und die Skoliose schädigend auswirken können (z.B. Gewichtheben, sportmäßiges Radfahren in aerodynamisch günstiger Körperhaltung, Rudern und Kunstturnen). Von solchen Sportarten ist Skoliosepatienten dringend abzuraten.

Schulsport

Über die Beteiligung am Schulsport, die partielle oder völlige Dispensierung entscheidet der Arzt (39). Eine Dispensierung wird in der Regel medizinisch begründet sein. Manchmal bitten auch die Patienten oder deren Eltern um ein entsprechendes Attest, weil eine (in der Regel nicht skoliosebedingte) schlechte Sportnote erwartet wird oder weil die Patienten befürchten, die Skoliose im Turndreß nicht so gut vor den Mitschülern verbergen zu können.
Unterschiedliche Standpunkte werden von ärztlicher Seite vertreten und im Einzelfall oft unterschiedliche Entscheidungen getroffen:
— Uneingeschränkte Beteiligung am Schulsport, auch bei Korsett-Trägern. Das Korsett wird zum Sport abgelegt.
— Eingeschränkte Beteiligung am Schulsport. Dehnende, mobilisierende und die Wirbelsäule stauchende Übungen soll der Skoliosepatient nicht mitmachen.
— Uneingeschränkte oder eingeschränkte Beteiligung am Schulsport ohne Benotung der Leistung.
— Völlige Dispensierung vom Schulsport.
Bei Einschränkung und Dispensierung muß der Schule ein entsprechendes ärztliches Attest vorgelegt werden.

13 Beispiele zur Durchführung der krankengymnastischen Behandlung

Im folgenden werden vier Patienten mit idiopathischen Skoliosen vorgestellt. Der Übersichtlichkeit wegen sind nur die signifikanten Befunde angeführt und treffende Möglichkeiten des krankengymnastischen Vorgehens dargestellt. Die Bilder lassen weitere sichtbare Befunde erkennen.
Die Kinder befinden sich unterschiedlich lange in 1—2mal wöchentlich durchgeführter Behandlung. Alle beherrschen die Korrektur ihrer Haltung ohne Hilfen in allen Ausgangsstellungen. Die dargestellten Behandlungssequenzen werden den individuellen Problemen gerecht, indem sie zeigen, wie die Bewältigung einzelner Übungsphasen erarbeitet wird.
Zu allen Übungspositionen ergeben sich Reihen von Variationen, die
— die Anforderung an die Leistung verändern (steigern oder verringern) und
— die Motivation erhalten oder verstärken.
Der Bildteil soll den bisher theoretisch dargestellten Behandlungsgang anschaulich machen und damit die Verbindung herstellen zwischen dem von M. SCHARLL entworfenen Prinzip krankengymnastischer Skoliosebehandlung und der Arbeit mit den Patienten.

96 · Durchführung krankengymnastischer Behandlung

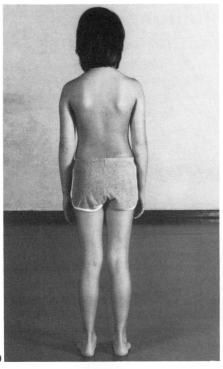

Abb. 30

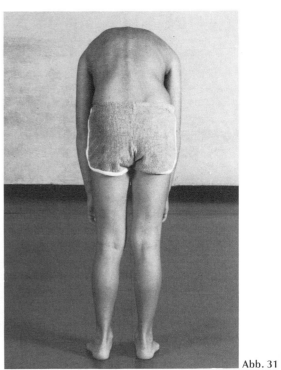

Abb. 31

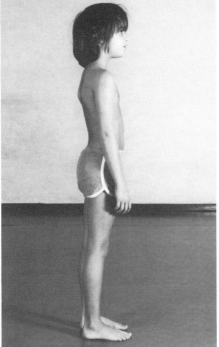

Abb. 32

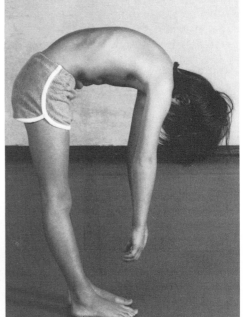

Abb. 33

Katha, 7 Jahre

Anamnese: Auffällige Haltung mit 5 Jahren, erste Röntgenaufnahme, Beginn der krankengymnastischen Behandlung.
Krankengymnastischer Befund:
Sichtbefund:
— Frontale Ebene (Abb. 30 + 31):
  Knickfüße bds., Genua valga bds., asymmetrische Scapulahaltung. Die Asymmetrie der Taillendreiecke wird in der Rumpfbeuge deutlicher. Lot: Rumpfüberhang 0,5 cm nach links.
— Sagittale Ebene (Abb. 32 + 33):
  Gebeugte Hüftgelenke, verstärkte Lendenlordose, Scapulae alatae. Lot: 1 cm nach vorn verlagert. In der Rumpfbeuge angedeuteter Lendenwulst links, verminderte Flexion in der unteren Brustwirbelsäule.
— Horizontale Ebene:
  Keine deutlichen Abweichungen.
Funktionsbefund der Muskulatur:
— Keine signifikanten Asymmetrien der Muskelkraft
— MATTHIASS-Test positiv
Röntgenbild zu Beginn der Behandlung (Abb. 34):
Links konvexe Lendenwirbelsäule, kompensierende unsichere Einstellung der Brustwirbelsäule.

Krankengymnastische Behandlung:
Schwerpunkte:

— Korrektur (Erreichen lotrechter Haltung) und Stabilisation
— Steigerung der Ausdauerleistung der die Haltung sichernden Mukulatur (Mm. glutaei, Bauchmuskeln, autochthone, spino-costale und spino-humerale Muskulatur).

98 · Durchführung krankengymnastischer Behandlung

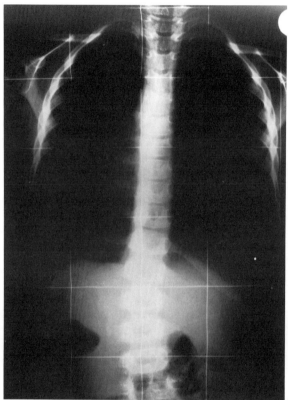

Abb. 34

Durchführung krankengymnastischer Behandlung · 99

Durchführung:

> In Rückenlage korrigiert Katha ihre Haltung. Kritische Punkte sind in der Sagittalebene die Beckenhaltung und Schultergürtelhaltung, in der Frontalebene die Symmetrie.

— Abb. 35 + 36:

> Katha hält das untere Ende des Tuches unter Spannung am Boden. Die Hände der Krankengymnastin bieten das Punctum fixum, zu dem sich Katha durch Beugung der Beine heranzieht.

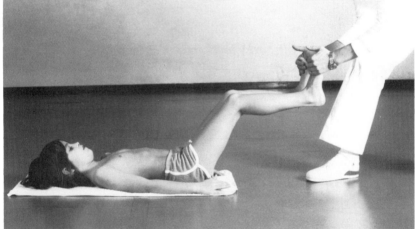

Abb. 35

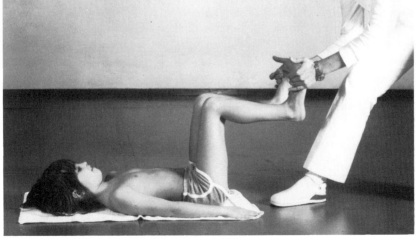

Abb. 36

— Abb. 37:

> Unter Beibehaltung der «Brücke» schreitet Katha vorwärts. Während der Einbeinstandphase ist das Halten der Beckenstellung auch in der horizontalen Ebene wichtig.

— Abb. 38:

> Das obere Ende des Tuches wird unter Spannung gehalten. Katha schiebt sich kopfwärts durch Stemmen gegen die Hände der Krankengymnastin.

— Abb. 39:

> Katha schiebt sich durch Schreitbewegungen unter Beibehaltung der Brücke rückwärts. Auch hier ist das Halten der Beckenstellung ein kritischer Punkt. Das Zurücklegen einer längeren Strecke im Raum muß auf einer geraden Linie (nicht bogenförmig) erfolgen.

Durchführung krankengymnastischer Behandlung · 101

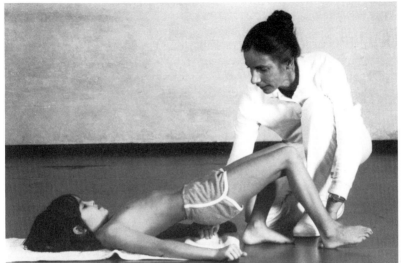

Abb. 37

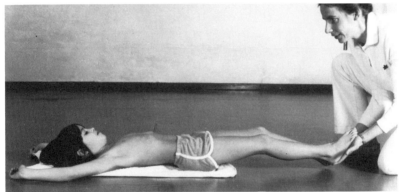

Abb. 38

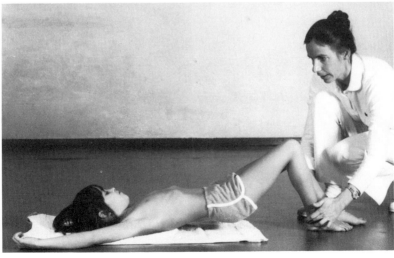

Abb. 39

— Abb 40 + 41:

> In Bauchlage korrigiert Katha ihre Haltung. Die Zehen werden auf einem Tuch aufgestellt. Knie und Oberschenkel berühren den Boden nicht. Katha drückt die Hände gegen den Boden und zieht sich vorwärts oder schiebt sich nach rückwärts. Auch hier ist das Bewahren der korrigierten Rumpfhaltung und die Fortbewegung auf einer geraden Linie kritisch zu beobachten.

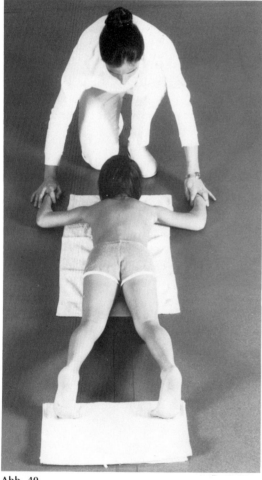
Abb. 40

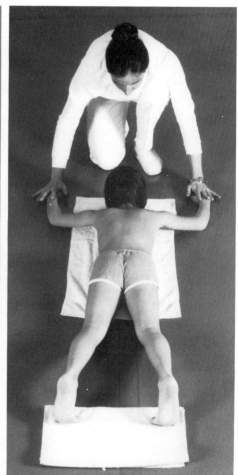
Abb. 41

— Abb. 42, 43, 44, 45:

> Korrektur der Haltung im Vierfüßlerstand. Katha bringt durch Abheben beider Knie vom Boden mehr Belastung auf die oberen Extremitäten. Taktile Hilfen zur Korrektur kritischer Punkte in der frontalen und sagittalen Ebene werden gegeben: Halten der Bauchmuskelspannung, Haltung des rechten Schulterblattes, Verstärken der zirkulären Rumpfmuskelspannung.
> Erschwerung erfolgt durch Wegschieben und Heranziehen beider Beine. Kritische Punkte sind das Bewahren der Rumpfhaltung auch während der Bewegung der Beine, außerdem der symmetrische Einsatz der Schultergürtelmuskulatur.

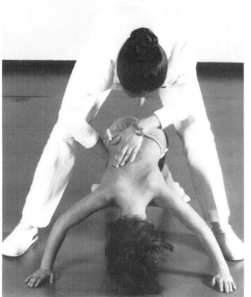

Abb. 42

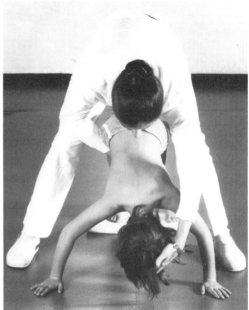

Abb. 43

104 · Durchführung krankengymnastischer Behandlung

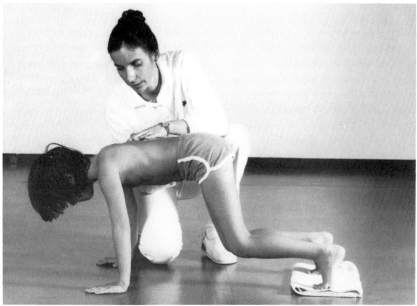

Abb. 44

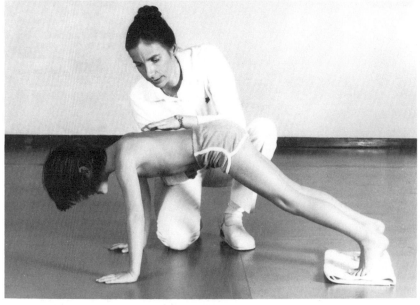

Abb. 45

Durchführung krankengymnastischer Behandlung · 105

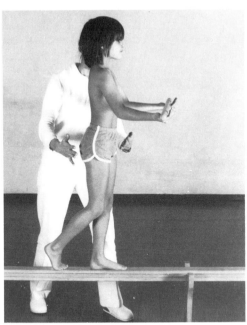

— Abb. 46:

Stehen und Gehen auf dem Schwebebalken, Halten eines Stabes (vgl. MATTHIASS-Test). Taktile Hilfen zur Korrektur der Haltung in der sagittalen Ebene werden gegeben.

— Abb. 47 + 48:

Die spontan eingenommene Haltung kann über Instruktion nur geringfügig verbessert werden. Ein Spiegel würde Katha die optische Wahrnehmung und Kontrolle ermöglichen.

Abb. 46

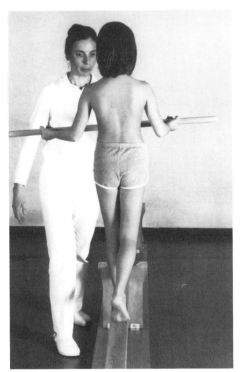

Abb. 47

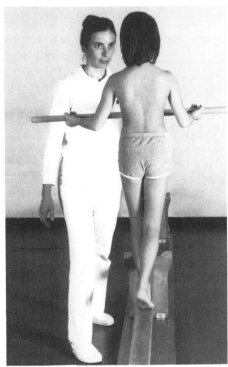

Abb. 48

106 · Durchführung krankengymnastischer Behandlung

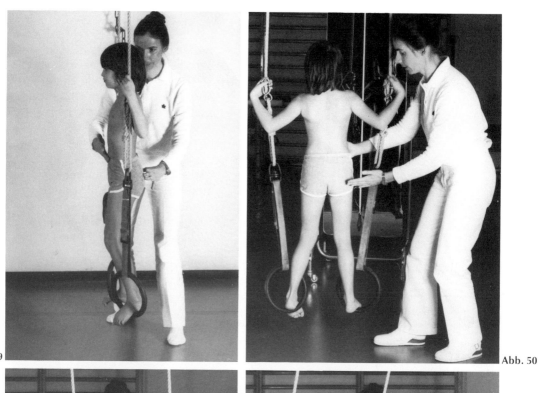

Abb. 49

Abb. 50

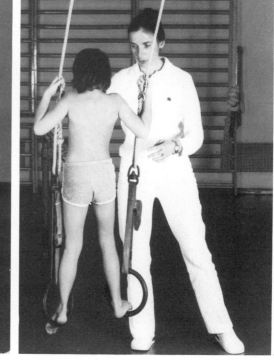

Abb. 51

Abb. 52

Durchführung krankengymnastischer Behandlung · 107

— Abb. 49 + 50:

Stand in den Ringen. Die unbefriedigende Haltung der Füße kann durch Tragen fester Schuhe verbessert werden.
Taktile Hilfen zur Korrektur der Haltung in der sagittalen Ebene werden gegeben. Spiegel und Lot dienen als Hilfen zur Korrektur in der frontalen Ebene. Auseinanderziehen der Seile erhöht die Anforderung an Muskelkraft und Koordination.

— Abb. 51 + 52:

Durch wechselweises Belasten des rechten und des linken Beines kommt seitliches Schwingen zustande. Die erforderliche Stabilisation der geraden Rumpfhaltung wird noch seitendifferent bewältigt. Aktives Abstoppen des seitlichen Schwingens erhöht die Anforderung beträchtlich.

— Abb. 53 + 54:

Springen auf weichen Matten (oder einem kleinen Trampolin) läßt geringe Ausdauerleistung und labile Rumpfhaltung besonders deutlich werden. Manuelle, visuelle und verbale Hilfen sind erforderlich, um Ausdauerleistungen zu erzielen.

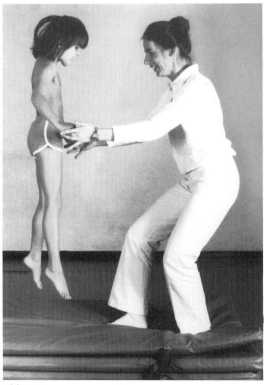 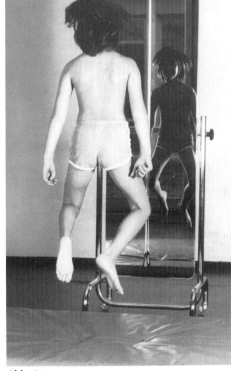

Abb. 53 **Abb. 54**

108 · Durchführung krankengymnastischer Behandlung

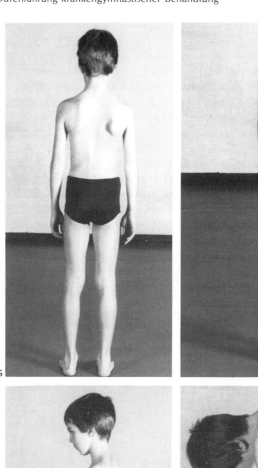
Abb. 55

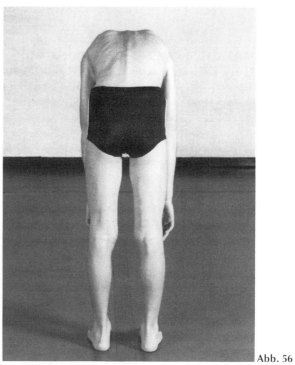
Abb. 56

Abb. 57

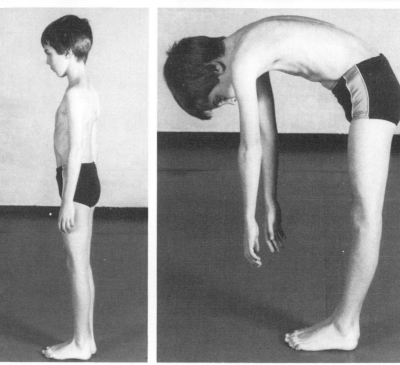
Abb. 58

Andi, 9 1/2 Jahre

Anamnese: Auffällig mit 8 Jahren, erste Röntgenaufnahme (thorakal rechts konvex 16°, lumbal links konvex 20°) und Beginn der krankengymnastischen Behandlung. Wegen Progredienz nach einem halben Jahr Chêneau-Korsett, das seit einem Jahr konsequent getragen wird.

Krankengymnastischer Befund:
Sichtbefund (Abb. 55, 56, 57, 58):
— Die skoliosetypischen Abweichungen in der frontalen und horizontalen Ebene haben sich mit der Korsettbehandlung deutlich vermindert, sind jedoch noch erkennbar.
   Lot in der Frontalebene: Rumpfüberhang 1,5 cm nach rechts.
— Auffällig sind der Flachrücken mit geringer Beweglichkeit der Wirbelsäule, Scapulae alatae, Bindegewebsschwäche mit Rectusdiastase und überstreckbaren Extremitätengelenken.

Funktionsbefund der Muskulatur:
— Asymmetrische Kraft der Schultergürtelmuskulatur wird nur bei hoher Anforderung deutlich.
— MATTHIASS-Test nicht mehr positiv.

Röntgenbild unmittelbar vor Versorgung mit Korsett (Abb. 59):
Thorakal rechts konvex 18°, lumbal links konvex 24°, Lot: 1,5 cm Überhang nach links.

Krankengymnastische Behandlung:
Schwerpunkt:

> Aktive Korrektur und Stabilisation der Rumpfhaltung unter Berücksichtigung der Rectusdiastase, des Flachrückens und der Scapulae alatae, überwiegend im Korsett.

Durchführung:
— Abb. 60:

> Korrektur im Vierfüßlerstand. Die Korrektur der Scapulahaltung wird erleichtert durch breiten Abstand zwischen den Händen und den Auftrag, das Brustbein weiter vom Boden wegzustemmen.

— Abb. 61 + 62:

> Vierfüßlerstand mit geringem Abstand zwischen beiden Händen und Knien. Belastung vermehrt auf der rechten Hand und dem linken Knie, dann auf der linken Hand und dem rechten Knie. Häufiger Wechsel der Belastung in der genannten Weise. Kritische Punkte sind Scapulahaltung und Bauchmuskelspannung.

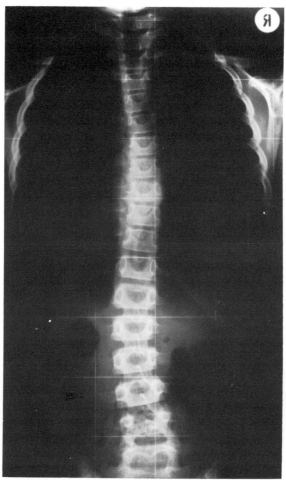

Abb. 59

Durchführung krankengymnastischer Behandlung · 111

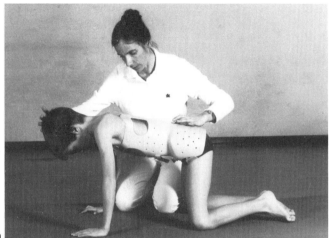

Abb. 60

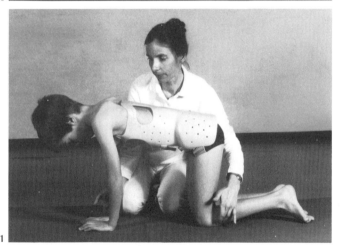

Abb. 61

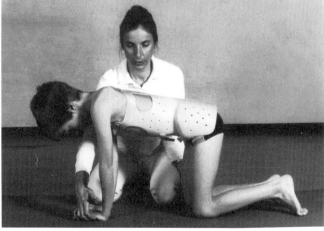

Abb. 62

112 · Durchführung krankengymnastischer Behandlung

— Abb. 63 + 64:
Blick auf die frontale Ebene bei Belastung diagonaler Unterstützungspunkte.

— Abb. 65 + 66:

Aus gleicher Position werden die jeweils unbelasteten Extremitäten vom Boden abgehoben. Die Zehenspitzen des unbelasteten Beines stehen noch auf dem Boden. Zusätzlicher kritischer Punkt ist die Kontrolle der Rumpfhaltung in der horizontalen Ebene.

Durchführung krankengymnastischer Behandlung · 113

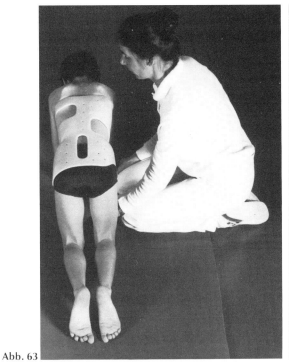
Abb. 63

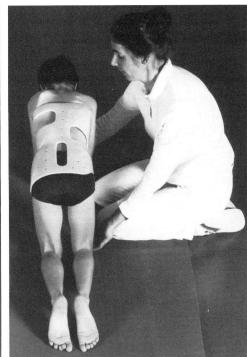
Abb. 64

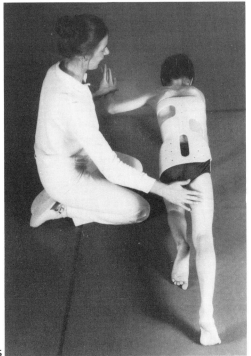
Abb. 65

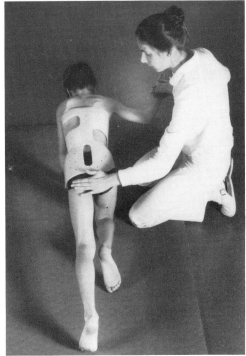
Abb. 66

— Abb. 67:

> Erschwerter Vierfüßlerstand: Die Füße stemmen sich an der Sprossenwand ab. Die Beine werden breit, die Hände schmal gesetzt (mehr Belastung auf den Beinen als auf den Armen). Verlagern des Körperschwerpunktes nach rechts und links.

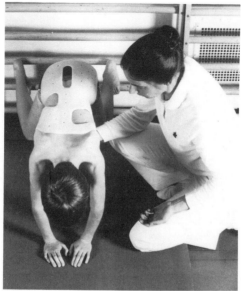

Abb. 67

— Abb. 68 + 69:

> Die Beine werden schmal, die Arme breit gesetzt (mehr Belastung auf den Armen als auf den Beinen). Andi verlagert den Körperschwerpunkt nach links und rechts. Deutlich sichtbar ist die seitendifferente Kontrolle der Scapulahaltung.

Durchführung krankengymnastischer Behandlung · 115

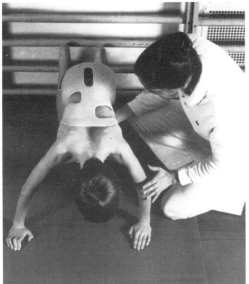

Abb. 68

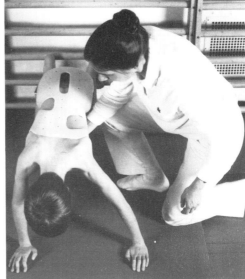

Abb. 69

Abb. 70

— Abb. 70:

Handstand an der Sprossenwand. Taktile Hilfen zur Bewältigung der kritischen Punkte Scapulahaltung und Bauchmuskelspannung. Verlagern des Körperschwerpunktes nach rechts und links soll erarbeitet werden. Die Seitendifferenz wird deutlich.

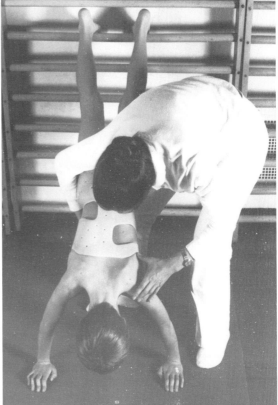

116 · Durchführung krankengymnastischer Behandlung

— Abb. 71:

> Erschwerter Vierfüßlerstand: Unterschenkel auf dem Pcziball. Korrektur der Haltung. Stabilisation während der Verlagerung des Körperschwerpunktes zur rechten und linken Hand.

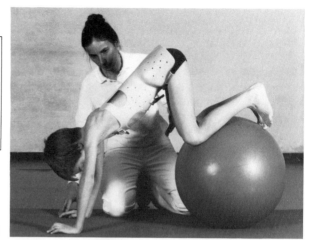

Abb. 71

— Abb. 72 + 73:

> Rollen des Balles nach rechts und links. Beim Üben im Korsett ist hierbei nur ein kleiner Weg möglich. Kritische Punkte sind seitengleicher Bewegungsweg und seitengleiche Kontrolle der Rumpf- und Schultergürtelhaltung. Andi zeigt deutliche Seitendifferenzen.

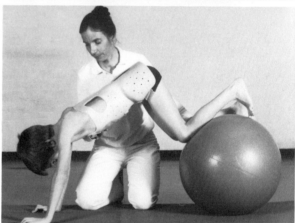

Abb. 72

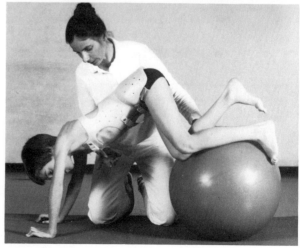

Abb. 73

Durchführung krankengymnastischer Behandlung · 117

— Abb. 74 + 75:

> Weitere Ausgangspositionen, aus denen entweder die rechte oder die linke Hand stärker belastet oder aber der Ball nach rechts und links gerollt wird. Die Anforderungen an die Rumpfstabilisation sind hierbei beträchtlich erhöht. Die kritischen Punkte bleiben die gleichen.

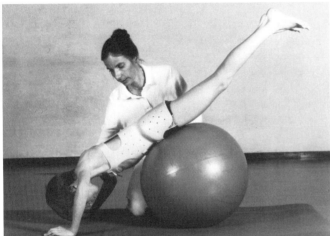
Abb. 74

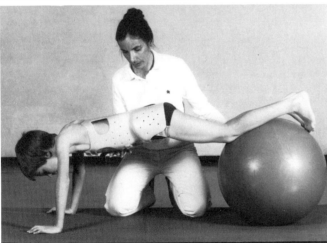
Abb. 75

— Abb. 76:
Stand im Barren ohne Korsett. Andi nimmt spontan seine korrekte Rumpfhaltung ein. Deutlich ist die beim Flachrücken häufig zu beobachtende Kopfhaltung.

— Abb. 77 + 78:

> Stütz im Barren. Die für Andi schwierige Kontrolle der Scapulahaltung wird beim Pendeln und Abstoppen des Pendelns sehr gefordert.

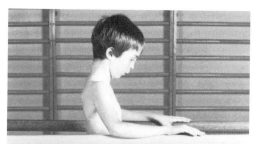
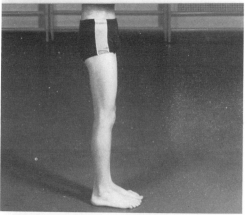

Abb. 76

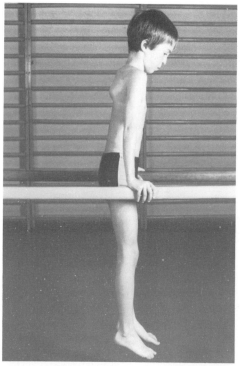

Abb. 77

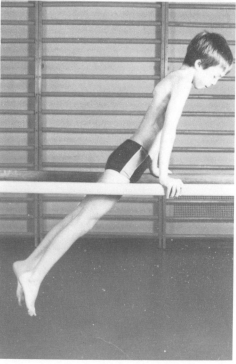

Abb. 78

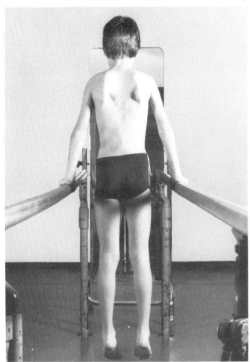

— Abb. 79, 80 + 81:

Stütz im Barren. Beobachtung der Rumpfhaltung in der Frontalebene bei Verlagerung des Körpergewichts auf den rechten und auf den linken Arm. Schwierig sind der Stütz auf dem rechten Arm und die Kontrolle des Beckentiefstandes links. Bei der Bewältigung kann der aufgestellte Spiegel hilfreich sein.

Abb. 79

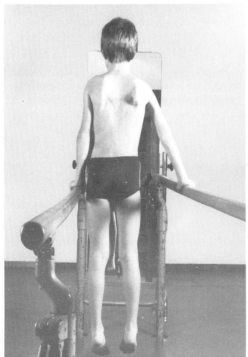

Abb. 80

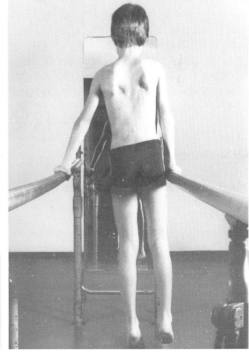

Abb. 81

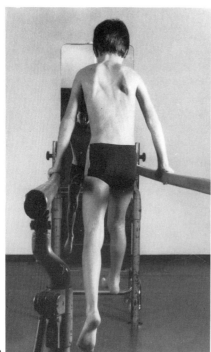 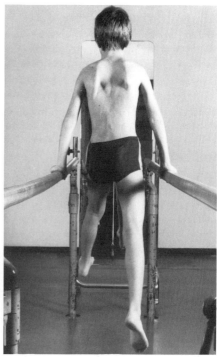

Abb. 82 Abb. 83

— Abb. 82 + 83:

Stütz im Barren, Kontrolle der Körperhaltung. Andi führt langsam alternierende Beinbewegungen aus, die der Flugphase beim Laufen entsprechen.

Durchführung krankengymnastischer Behandlung · 121

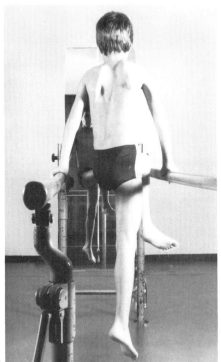
Abb. 84

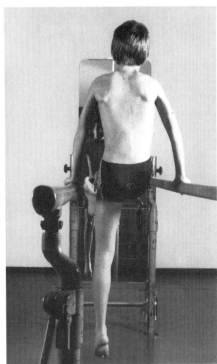
Abb. 85

— Abb. 84 + 85:

> Variationen sind das Berühren des Knies oder des Fußes mit dem gegenüberliegenden Holm bei betonter Extension des anderen Beines. Kritisch ist das Halten des Rumpfes in der Mitte, was durch Spiegel und Lot kontrolliert werden kann; ferner der seitengleiche Bewegungsweg der Beine und des Beckens (Rotation in der unteren Brustwirbelsäule) sowie das seitengleiche Verharren in der jeweiligen Endstellung.

122 · Durchführung krankengymnastischer Behandlung

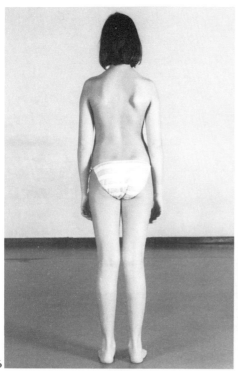

Abb. 86

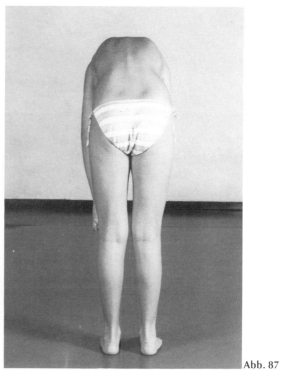

Abb. 87

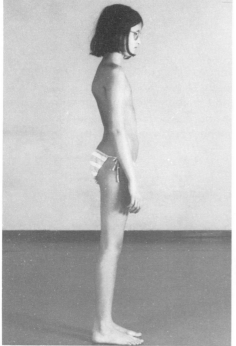

Abb. 88

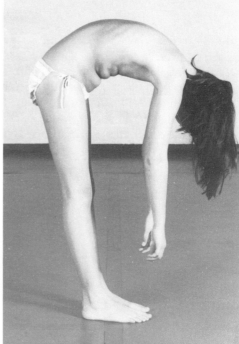

Abb. 89

Moni, 11 Jahre

Anamnese: Auffällig mit 8 Jahren. Die erste Röntgenaufnahme zeigt eine links konvexe Krümmung im thorako-lumbalen Übergang mit 23°. Rumpfüberhang nach rechts um 1 cm. Beginn der krankengymnastischen Übungsbehandlung und Versorgung mit einem Boston-Brace. Im Korsett Korrektur der Krümmung auf weniger als 10°, der Rumpf befindet sich im Lot. Ein Jahr lang wurde das Korsett konsequent getragen, dann nur noch zeitweise.

Krankengymnastischer Befund:
Sichtbefund:
— Frontale Ebene (Abb. 86 + 87):
  Knick-Senkfüße, Genua valga, asymmetrische Taillendreiecke, asymmetrische Scapulahaltung und Schulter-Nackenlinie.
  Lot: Schwankend zwischen Kompensation und 1,5 cm Überhang des Rumpfes nach links. In der Rumpfbeuge Abweichung des Oberkörpers nach links; der angedeutete hochsitzende Lendenwulst links ist auf Abb. 89 zu erkennen.
— Sagittale Ebene (Abb. 88 + 89):
  Hohlrunder Rücken, Lot: 1 cm nach vorn verlagert. In der Rumpfbeuge verminderte Flexion in der unteren Brustwirbelsäule.
— Horizontale Ebene:
  Verdrehung von Becken, Thorax und Schultergürtel gegeneinander: Das Becken steht rechts vorn, der Thorax rechts hinten, der Schultergürtel rechts vorn.
Funktionsbefund der Muskulatur:
— Verkürzte eingelenkige Hüftflexoren
— Deutliche Asymmetrien der Muskelkraft (besonders Glutaealmuskulatur und schräge Bauchmuskulatur).
— MATTHIASS-Test positiv.
Röntgenbild im Alter von 9 1/2 Jahren (Ab. 90):
Lumbal links konvex 15°, angedeutete thorakale Gegenkrümmung. Lot: 1,3 cm Überhang nach links.

Krankengymnastische Behandlung:
Schwerpunkte:

— Dehnung der Hüftflexoren
— Kräftigung der Hüftextensoren, Ab- und Adduktoren sowie der schrägen Bauchmuskeln bei gleichzeitiger Stabilisation der korrekten Rumpfhaltung.

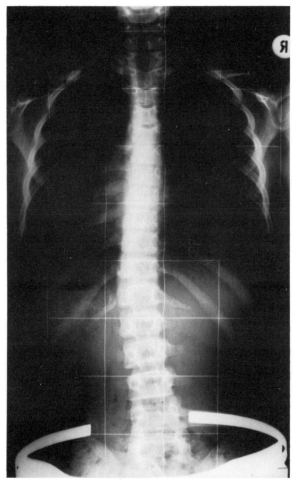

Abb. 90

Durchführung:
— Abb. 91 + 92:

> Dehnung des M. iliopsoas und des M. tensor fasciae latae in ihrer gemeinsamen flektierenden Komponente. Zur isolierten Dehnung wird die jeweilige Komponente in der frontalen und horizontalen Ebene berücksichtigt.

> Rückenlage, angestellte Beine. Moni korrigiert ihre Rumpfhaltung und hebt das Gesäß ab. Kritische Punkte sind Streckung der Hüftgelenke und physiologische Lendenwirbelsäulenhaltung.

— Abb. 93 + 94:

> Wechsel der Belastung vom rechten Bein und linken Arm zum linken Bein und rechten Arm als Vorbereitung zum Abheben des jeweils freien Beines.

126 · Durchführung krankengymnastischer Behandlung

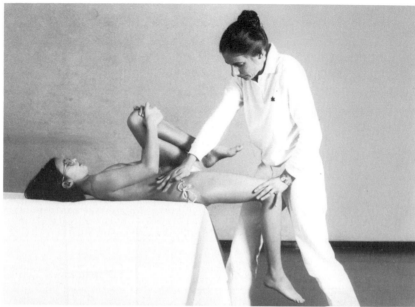

Abb. 91

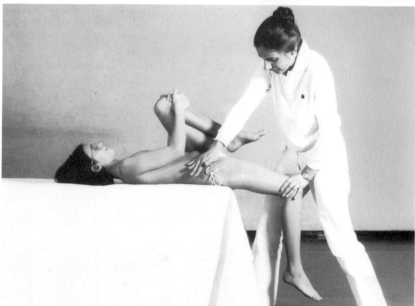

Abb. 92

Durchführung krankengymnastischer Behandlung · 127

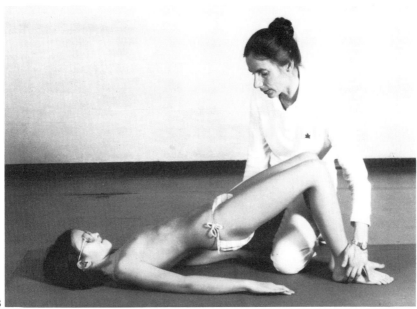
Abb. 93

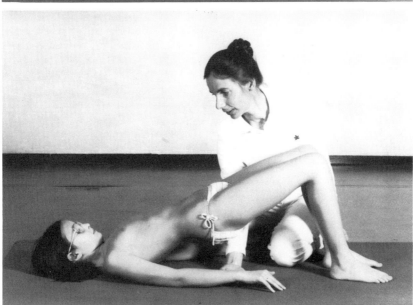
Abb. 94

— Abb. 95 + 96:

> Aus gleicher Position ist ein Bein abgehoben. Absenken und erneutes Anheben des Beckens im Sinne der wiederholten Kontraktionen. Kritisch ist neben der Beckenhaltung in Extension die Kontrolle der Beckenhaltung in der frontalen und horizontalen Ebene.

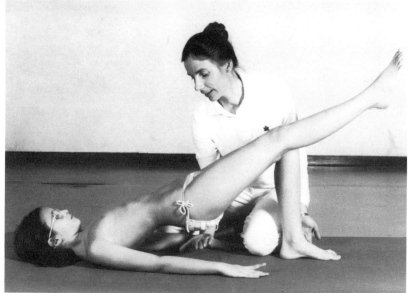

Abb. 95

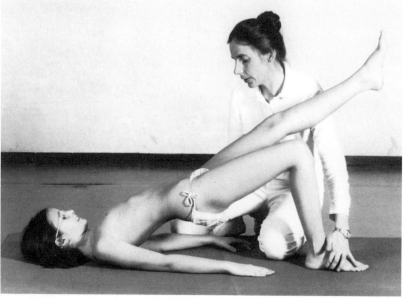

Abb. 96

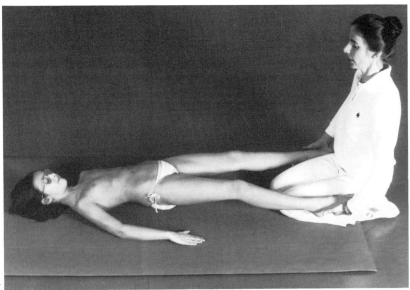

Abb. 97

— Abb. 97 + 98:

> Rückenlage. Moni bewahrt ihre korrekte Körperhaltung, während Beine und Rumpf durch die Krankengymnastin von der Unterlage abgehoben werden. Die Stellung der Hüftgelenke in der frontalen Ebene kann variabel gestaltet werden. Senken und Heben des Beckens im Sinne der wiederholten Kontraktionen.

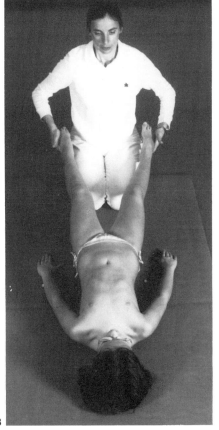

Abb. 98

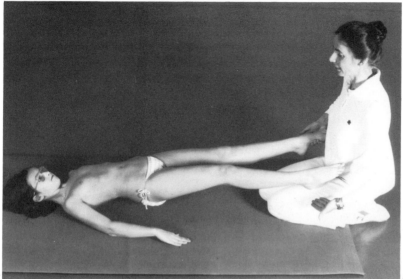

Abb. 99

— Abb. 99, 100, 101, 102:

Aus gleicher Position erhält nur das linke bzw. rechte Bein Unterstützung durch die Krankengymnastin, während das rechte bzw. linke Bein und das Becken in korrekter Position gehalten werden sollen. Deutlich wird die seitendifferente Ausführung (Rumpfhaltung in der frontalen und horizontalen Ebene).

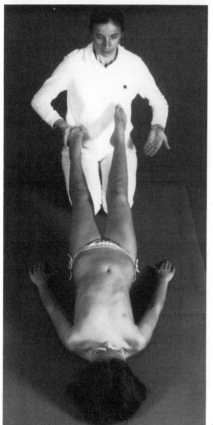

Abb. 100

Durchführung krankengymnastischer Behandlung · 131

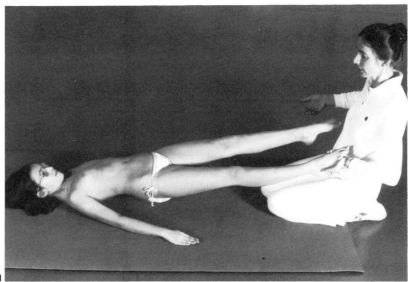

Abb. 101

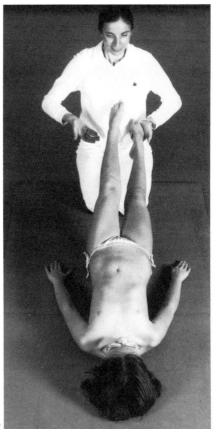

Abb. 102

132 · Durchführung krankengymnastischer Behandlung

— Abb. 103:

> Aus korrigierter Haltung in Rückenlage unter den Ringen hebt die Krankengymnastin Monis Beine und Rumpf vom Boden ab. Moni nimmt den Kopf nach vorn und hebt durch Zug an den Ringen den noch aufliegenden Schultergürtel ab.

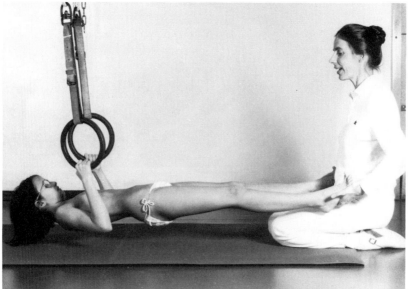

Abb. 103

— Abb. 104, 105 + 106:

> Lotverschiebungen nach caudal und cranial werden entweder durch die Krankengymnastin ausgeführt oder durch Moni selbst, indem sie die Kniegelenke beugt und streckt.

Durchführung krankengymnastischer Behandlung · 133

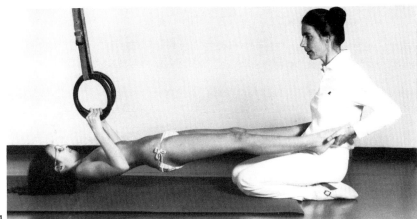

Abb. 104

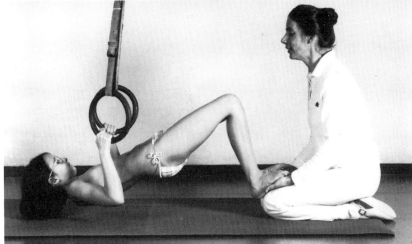

Abb. 105

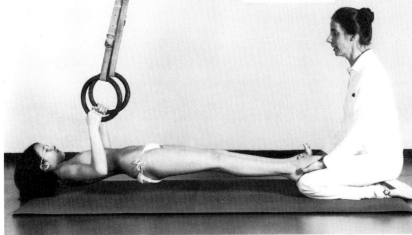

Abb. 106

134 · Durchführung krankengymnastischer Behandlung

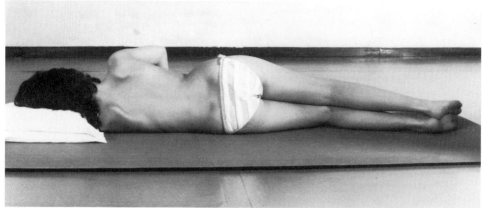

Abb. 107

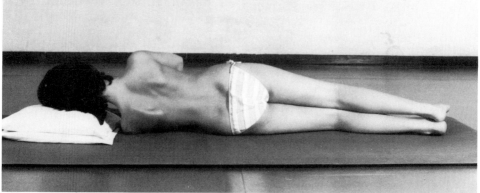

Abb. 108

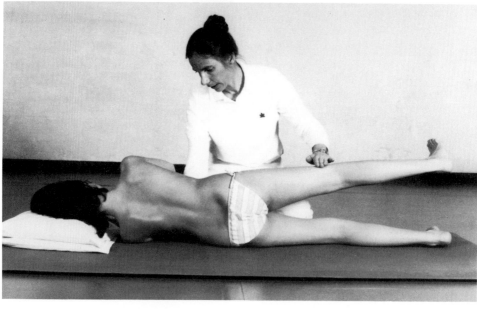

Abb. 109

— Seitlage links, Durchführung auch in Seitlage rechts.
Abb. 107 + 108:

> Aus entspannter Lage bringt sich Moni in Korrekturhaltung.

— Abb. 109:

> Die korrekte Rumpfhaltung wird bewahrt, während Moni das rechte Bein abduziert.

— Abb. 110:

> Unter Beibehaltung der korrekten Rumpfhaltung bewegt Moni den rechten Arm und das rechte Bein gegensinnig nach vorn und hinten.

— Abb. 111 + 112:

> Aus korrigierter Haltung werden der rechte Arm und das rechte Bein abduziert gehalten, während die Krankengymnastin Haltewiderstände ansetzt zur Stabilisation. Kritisch ist das Bewahren der korrekten Rumpfhaltung in der frontalen und horizontalen Ebene (Abb. 111 zeigt eine korrekte, Abb. 112 eine insuffiziente Haltungskontrolle).

Hilfreich für den Behandler wäre ein Spiegel zur optischen Kontrolle des Rückens.

136 · Durchführung krankengymnastischer Behandlung

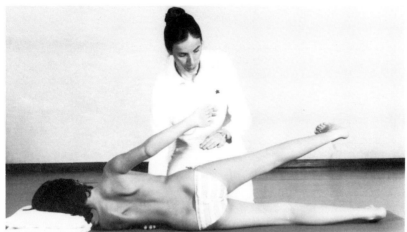

Abb. 110

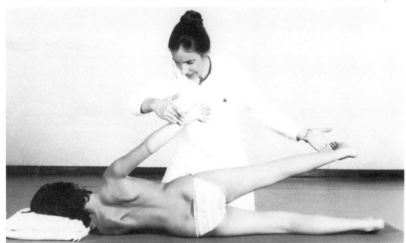

Abb. 111

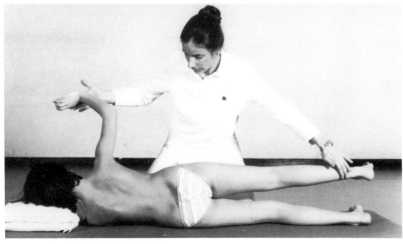

Abb. 112

Durchführung krankengymnastischer Behandlung · 137

— Abb. 113 + 114:

> Im Stand mit Zug an den Ringen werden die kritischen Punkte korrigiert. Durch Zurücklehnen des Rumpfes und Nachgeben in den Armen wird das Halten der Korrektur erschwert. Die Anforderung wird gesteigert durch Veränderung der Gelenkstellungen der Arme, der Kniegelenke, der Sprunggelenke sowie durch Schwerpunktverlagerung zur rechten und linken Seite.

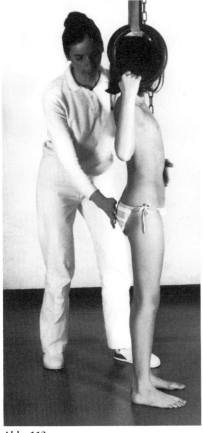
Abb. 113

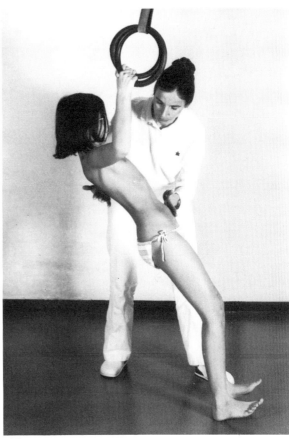
Abb. 114

138 · Durchführung krankengymnastischer Behandlung

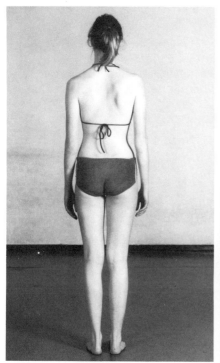
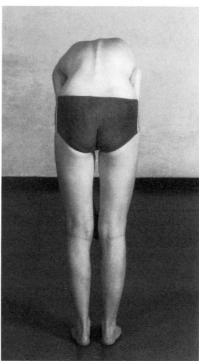

Abb. 115
Abb. 116

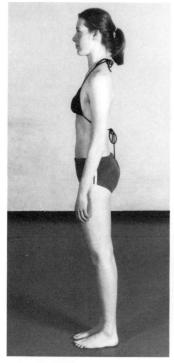
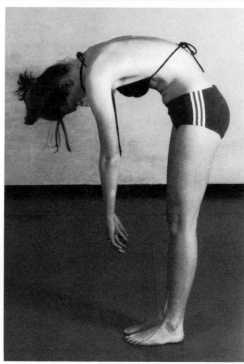

Abb. 117
Abb. 118

Anja, 15 Jahre

Anamnese: Auffällig mit 6 Jahren, erste Röntgenaufnahme mit 7 Jahren. Skoliose thorakal rechts konvex 15°, Scheitelpunkt Th 8, lumbal links konvex 15°, Scheitelpunkt L 2. Lot: Rumpfüberhang nach links um 1,5 cm. Seither konsequente krankengymnastische Behandlung und intensive sportliche Aktivitäten.

Krankengymnastischer Befund:
Sichtbefund:
— Frontale Ebene (Abb. 115 + 116):
  Asymmetrische Taillendreiecke, asymmetrische Scapulahaltung und Schulter-Nackenlinie. In der Rumpfbeuge angedeuteter Lendenwulst links, deutlicher Rippenbuckel rechts.
  Lot: 1 cm Rumpfüberhang nach links.
— Sagittale Ebene (Abb. 117 + 118):
  Physiologische Beckenhaltung, Kyphose der Lendenwirbelsäule, Lordose der mittleren Brustwirbelsäule. In der Rumpfbeuge wird die verringerte Beweglichkeit der Brust- und Lendenwirbelsäule deutlich bei beweglicherem thorako-lumbalem Übergang.
  Lot: 1 cm nach vorn verlagert.
— Horizontale Ebene:
  Das Becken steht frontal, der Thorax ist rechts nach dorsal, der Schultergürtel rechts nach ventral gedreht.

Funktionsbefund der Muskulatur:
— Verkürzte ischiocrurale Muskeln
— Kraft der Hüft- und Rumpfmuskeln nahezu symmetrisch.
— Sehr gute Ausdauerleistung.

Röntgenbild im Alter von 14 Jahren (Abb. 119):
  Thorakal rechts konvex 24°, Scheitelpunkt Th 8, Lot: Überhang nach links 1 cm.

Krankengymnastische Behandlung:
Schwerpunkte:

— Dehnung der ischiocruralen Muskeln
— Haltungsschulung
— Anleitung zur Durchführung von «Hausaufgaben».

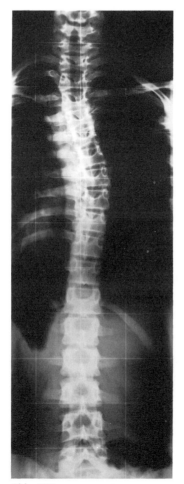

Abb. 119

Durchführung krankengymnastischer Behandlung · 141

Durchführung:
— Abb. 120 + 121:

Dehnung der ischiocruralen Muskeln

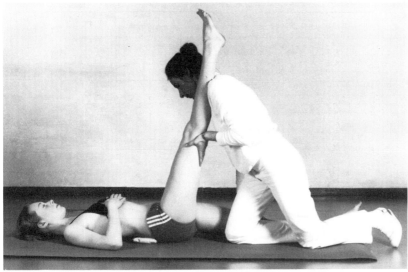
Abb. 120

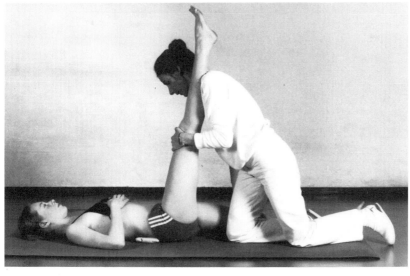
Abb. 121

142 · Durchführung krankengymnastischer Behandlung

— Abb. 122:

> Anjas Gewohnheitshaltung im Sitz entspricht nahezu ihrer optimalen Korrekturhaltung.

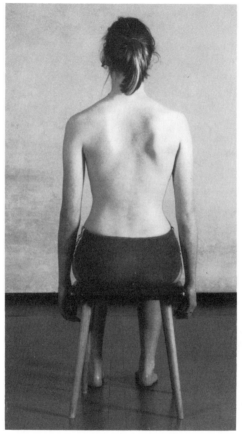

Abb. 122

— Abb. 123, 124, 125 + 126:

> Stabilisation der korrigierten Rumpfhaltung im Sitzen über manuelle Widerstände durch die Krankengymnastin für dorsal (Abb. 123 + 124) und ventral (Abb. 125 + 126) verlaufende Muskelschlingen.
> Kritisch ist das Beibehalten der Entdrehung zwischen Thorax und Becken sowie zwischen Schultergürtel und Thorax gegen Widerstand.

Durchführung krankengymnastischer Behandlung · 143

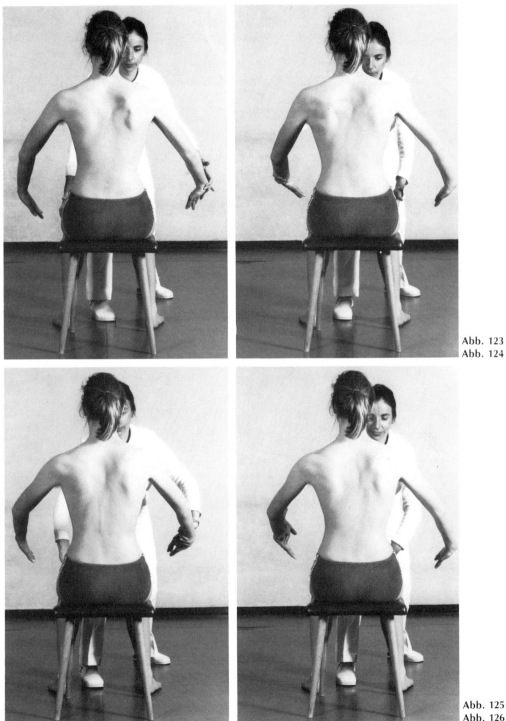

Abb. 123
Abb. 124

Abb. 125
Abb. 126

144 · Durchführung krankengymnastischer Behandlung

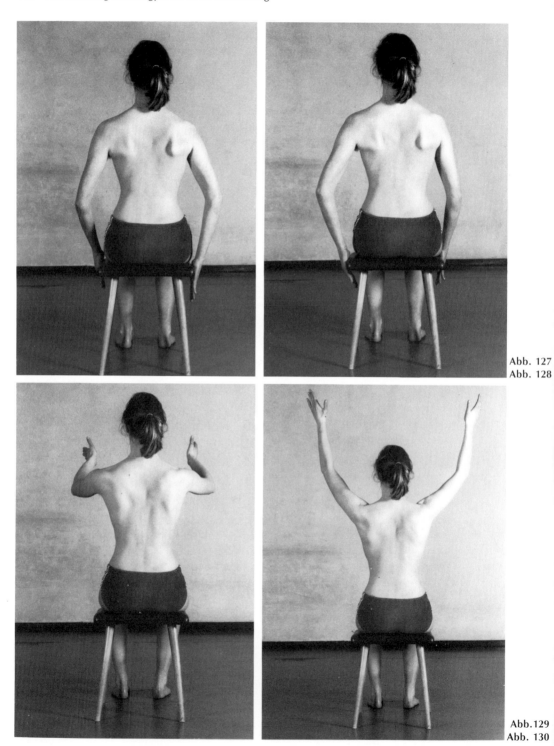

Abb. 127
Abb. 128

Abb. 129
Abb. 130

Durchführung krankengymnastischer Behandlung · 145

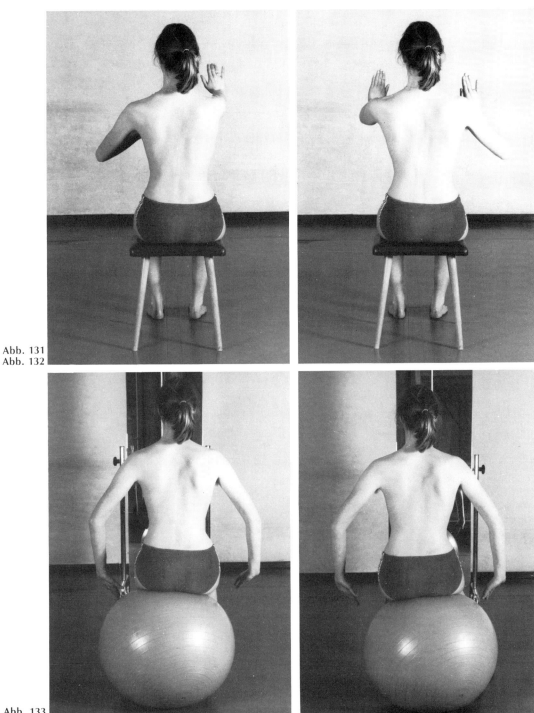

Abb. 131
Abb. 132

Abb. 133
Abb. 134

146 · Durchführung krankengymnastischer Behandlung

— Abb. 127 + 128:

> Im Sitz in korrigierter Haltung drückt Anja mit der linken Hand vorn, mit der rechten Hand hinten gegen den Hocker und umgekehrt. Die kritischen Punkte sind die gleichen.

— Abb. 129 + 130:

> Die korrekte Rumpfhaltung wird während symmetrischer Armbewegungen beibehalten. Variationen der Armbewegungen ergeben sich durch Änderung von Bewegungsweg, Bewegungsausmaß, Tempo und Rhythmus.

— Abb. 131 + 132:

> In korrigierter Sitzhaltung werden die Armbewegungen alternierend ausgeführt.

— Abb. 133 + 134:

> Korrigierter Sitz auf dem Pezziball mit breit aufgestellten Füßen. Anja rollt den Ball nach rechts und links. Sie kontrolliert im Spiegel, daß der Bewegungsweg des Balles und ihre Anpassung an die Bewegung seitengleich ausgeführt werden.

— Abb. 135 + 136:

> Korrigierte Haltung im Stand an der Tür. Anja stemmt mit beiden Händen gegen die Tür, die korrekte Rumpfhaltung wird bewahrt. Die Armhaltung ist symmetrisch und kann variiert werden (höher oder tiefer; schmaler oder breiter Abstand der Hände), das Stemmen kann in verschiedene Richtungen erfolgen (nach vorn, nach vorn und oben, nach vorn und unten, nach vorn und zur Seite, nach vorn und zur Mitte, nach vorn und diagonal).
> Kritisch ist das Bewahren der korrekten Rumpfhaltung beim Verstärken und Reduzieren des Druckes und beim Wechseln von einer Richtung zur anderen.

— Abb. 137 + 138:

> Aus gleicher Ausgangshaltung erfolgt das Stemmen asymmetrisch (beide Hände stemmen nach vorn und links, nach vorn und rechts, nach vorn links und oben, nach vorn rechts und oben, nach vorn links und unten, nach vorn rechts und unten).

— Abb. 139 + 140:

> Bei asymmetrischer Armhaltung stemmt Anja in asymmetrische Richtungen. Das Beibehalten der Korrektur von Thorax und Schultergürtel ist besonders kritisch.

— Abb. 141 +142:

> In korrigierter Haltung werden bei verstärktem Druck des linken bzw. rechten Fußes gegen den Boden und der rechten bzw. linken Hand gegen die Tür die jeweils entlasteten Extremitäten abgehoben und in der Schwebe gehalten. Als kritischer Punkt kommt nun die Kontrolle der Beckenhaltung hinzu.

148 · Durchführung krankengymnastischer Behandlung

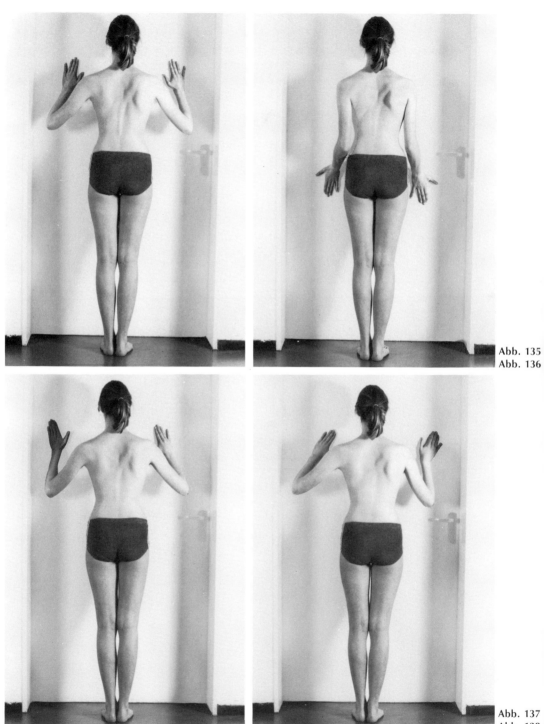

Abb. 135
Abb. 136

Abb. 137
Abb. 138

Durchführung krankengymnastischer Behandlung · 149

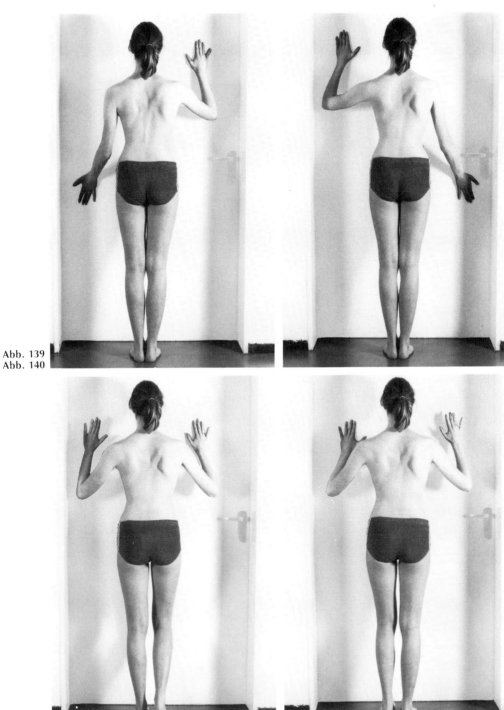

Abb. 139
Abb. 140

Abb. 141
Abb. 142

150 · Durchführung krankengymnastischer Behandlung

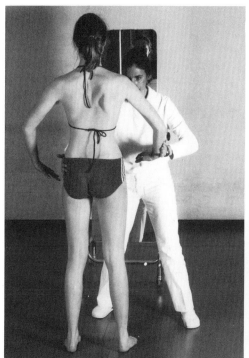
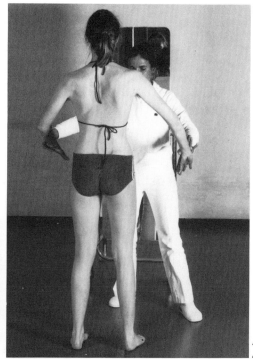

Abb. 143
Abb. 144

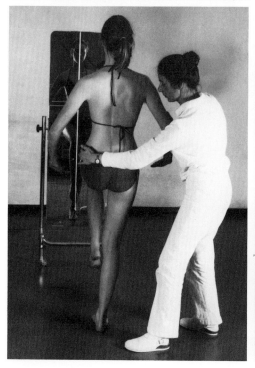
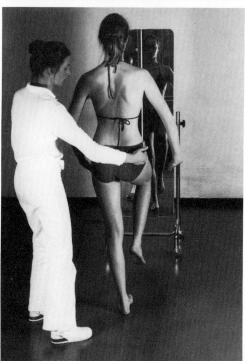

Abb. 145
Abb. 146

Durchführung krankengymnastischer Behandlung · 151

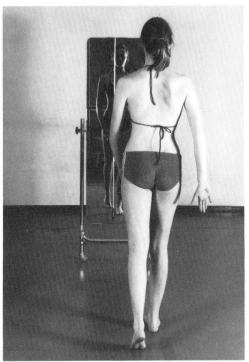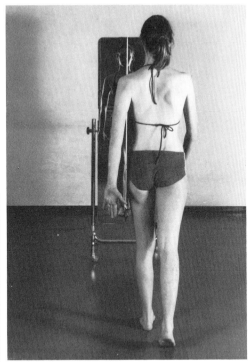

— Abb. 143 + 144:

> Korrigierter Stand vor dem Spiegel. Stabilisation durch Haltewiderstände, die die Krankengymnastin an einem Arm und der gegenüberliegenden Beckenseite oder an beiden Armen ansetzt. Kritisch ist das Beibehalten der Kontrolle von Thorax und Schultergürtel rechts.

— Abb. 145 + 146:

> Korrigierter Einbeinstand vor dem Spiegel. Stabilisation der Haltung durch manuelle Widerstände durch die Krankengymnastin. Sehr schwirig ist hierbei das Kontrollieren der Beckenhaltung in der Frontalebene.

— Abb. 147 + 148:

> Aus dem korrigierten Stand Einüben einzelner Sequenzen des Gangablaufes. Kritisch ist die seitengleiche Bewegung der einzelnen Rumpfabschnitte in der horizontalen Ebene.

152 · Durchführung krankengymnastischer Behandlung

Einüben der Arbeitshaltung in der Schule und bei den Hausaufgaben:
— Abb. 149:

> Zum Sitzen wird die ganze Sitzfläche des Stuhles ausgenützt, die Rückenlehne stützt das Becken und die Lendenwirbelsäule ab. Anja rückt mit dem Stuhl so nahe wie möglich an die Tischplatte heran. Das Ablegen der Arme auf der Tischplatte erleichtert die lotrechte Haltung.

— Abb. 150:

> Durch Verstärkung der Hüftflexion wird beim Lesen und Schreiben das Einhalten der Korrektur ermöglicht.

— Abb. 151:

> Durch temporäres Aufstützen der Unterarme kann bei langem Sitzen der untere Wirbelsäulenabschnitt partiell entlastet werden.

— Abb. 152:

> Reitsitz auf dem umgedrehten Stuhl. Das Abstützen der unteren Thoraxapertur an der Lehne ermöglicht eine ökonomische Arbeitshaltung.

Durchführung krankengymnastischer Behandlung · 153

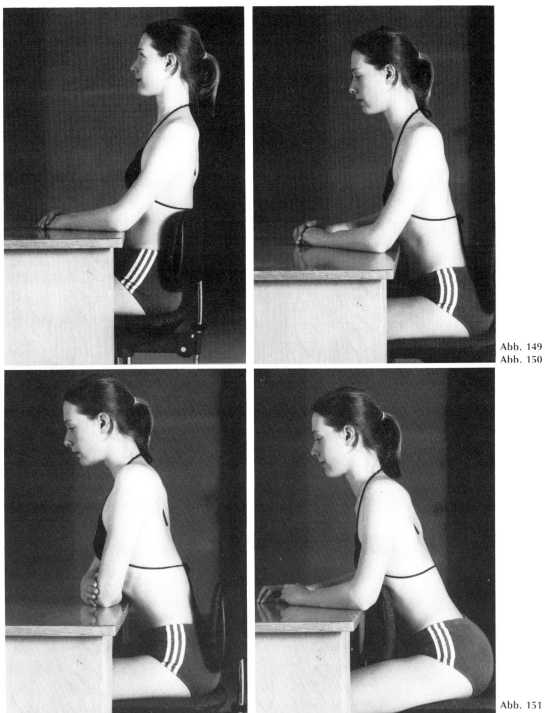

Abb. 149
Abb. 150

Abb. 151
Abb. 152

14 Die Geschichte der krankengymnastischen Skoliosetherapie

Bis in die erste Hälfte des 19. Jahrhunderts wurden Skoliosen palliativ behandelt. Meist beschränkte man sich nach Wachstumsabschluß auf die Stützung des Rumpfes mit Orthesen oder aufwendigen Apparaten. Erst unter dem Einfluß von ANDRY wurde die mechanische durch eine dynamische Behandlung ergänzt (59). Dabei handelte es sich im

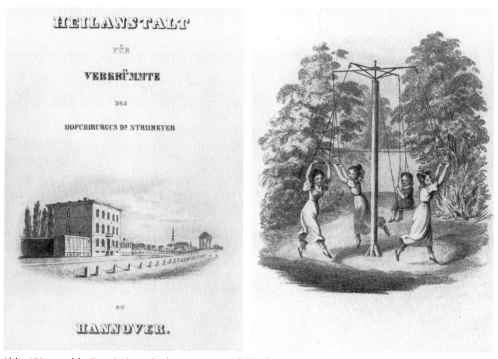

Abb. 153 a und b: Das Orthopädische Institut von G.F.L. STROMEYER in Hannover (1834).

wesentlichen um gymnastische Übungen mit pädagogischen Zielsetzungen. Die Behandlungsmaßnahmen wurden gerade bei Kindern und Jugendlichen spielerisch in den Anfang des Jahrhunderts überall in Deutschland aus dem Boden schießenden orthopädischen Privatinstituten durchgeführt (Abb. 153). Den Behandlungsmaßnahmen lag die Vorstellung zugrunde, daß es sich bei der Skoliose um eine Fehlhaltung handele, die willkürlich beeinflußbar sei: «In einem anderen Lager..., das nicht nur von Ärzten gebildet wurde, sondern auch von Seite der Laienkünstler von Zeit zu Zeit Zuzug bekam, war die Gymnastik das Schlagwort. Eine diätetisch und mechanisch mehr oder weniger geregelte Bewegung sollte dem verkrümmten Skelett die verlorene Symmetrie wiedergeben» (60). Außerdem wurden «Selbstcorrectionsübungen» durchgeführt, die LORENZ für «gut gemeinte, harmlose Spielerei» hielt (59). Nachdem BASEDOW in Dessau bereits 1774 das erste Gymnastikinstitut gegründet hatte (6), wurde unter dem Einfluß von P.H. LING, der 1775 in Stockholm ein Institut für Heilgymnastik eröffnet hatte, die schwedische Gymnastik in Deutschland populär: «In das deutsche Turnen wanderten die schwedischen Widerstandsübungen ein» (60). Dieser Behandlung lag als Skoliosetheorie die Vorstellung zugrunde, daß die Seitverbiegung der Wirbelsäule bei der Skoliose muskulär bedingt und somit auch therapeutisch über die Muskulatur beeinflußbar sei. Gegen die Muskeltheorie hatte sich schon LORENZ 1886 kategorisch ausgesprochen (59). Er verneinte hin-

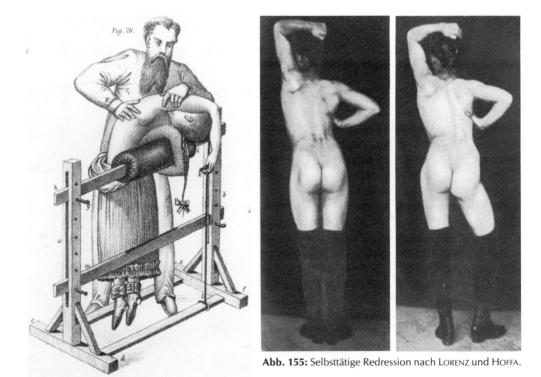

Abb. 155: Selbsttätige Redression nach LORENZ und HOFFA.

Abb. 154: Redression der Skoliose nach LORENZ. Beachtenswert ist die Armhaltung mit aktivem Zug und der passive Zug an den Beinen.

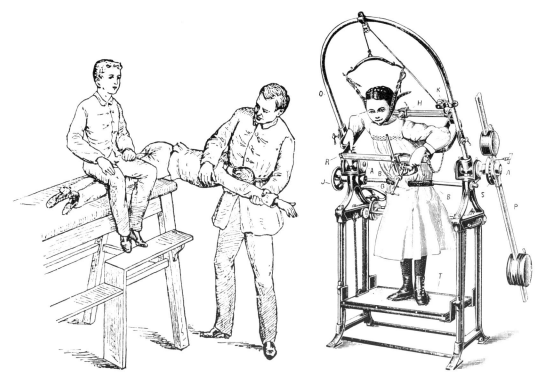

Abb. 156: Umkrümmungsübungen nach HOFFA.

Abb. 157: Maschinelle Redression nach WULLSTEIN.

gegen nicht den allgemein günstigen Einfluß der Gymnastik und räumte ihr sogar einen gewissen prophylaktischen Wert ein. Auch LÜNING und SCHULTHESS hatten die Bedeutung der krankengymnastischen Skoliosebehandlung darin gesehen, daß mit ihr eine gewisse Prophylaxe betrieben werden kann — allerdings nur bei leichten, gleichmäßigen Totalskoliosen ohne Torsion mit symmetrisch ausgeführten Übungen (60). In Analogie zur Behandlung des Klumpfußes entwickelte LORENZ noch vor der Jahrhundertwende die manuelle Redressionsbehandlung der Skoliose (Abb. 154). Außerdem beschrieb er als Erster die «selbsttätige Redressionsbehandlung» der Skoliose, die auch HOFFA mit und ohne Orthese anwandte (Abb. 155) (43). Die Übungen wurden unter ärztlicher Anleitung durchgeführt bzw. von Ärzten gelehrt (Abb. 156). Durch solche passiven Umkrümmungen wurde versucht, die Skoliose zu korrigieren. Das Behandlungsverfahren wurde von SPITZY, F. LANGE und SCHEDE übernommen und durch Ümkrümmungslagerungen und Korsettbehandlung ergänzt (54, 92, 97). Als Korrekturprinzip war die Extension, Derotation und Flexion (= Seitneigung) (EDF) erkannt.

In der zweiten Hälfte des 19. Jahrhunderts wurde parallel zu den manuellen Redressionsversuchen die maschinelle Therapie mit dem Ziel weiterentwickelt, die Skoliose zu heilen (109) (Abb. 157). Die mit verschiedenen Apparaten «zurechtgezogenen» und «zurechtgedrückten» Patienten wurden oft jahrelang in Gipsverbänden und Orthesen (Abb. 158) zur Stabilisierung der Wirbelsäule immobilisiert. Dabei wurden die therapeutischen Prinzipien der Behandlung spondylitischer und rachitischer Wirbelsäulenverkrümmun-

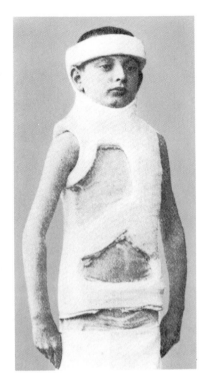
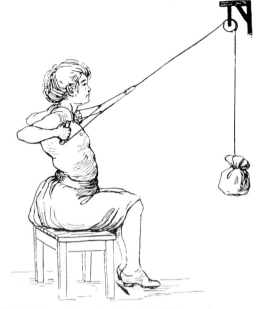

Abb. 158 (links): Rumpfgipsverband zur Stabilisierung der Skoliose (nach WULLSTEIN).
Abb. 159 (oben): Kräftigungsübungen für die Rückenmuskulatur nach F. LANGE.

gen auf die Skoliose übertragen. Die Skoliose wurde als Wachstumsstörung oder als Folge einer Wirbelsäuleninsuffizienz angesehen. Die Ergebnisse dieser Behandlung waren funktionell und kosmetisch so schlecht, daß Anfang des 20. Jahrhunderts das ärztliche Interesse an der Skoliosebehandlung zurückging und einem therapeutischen Nihilismus Platz machte. «Und bei alle dem entwischt die Wirbelsäule mit ihrer wurmartigen Beweglichkeit den Heilbestrebungen der Therapeuten verschiedenster Sorte noch so oft, daß die Besserung und Heilung der Skoliose heute noch zu unseren schwierigsten Aufgaben zählt» (60). Auch die Vorstellung, mit gymnastischen Übungen die Skoliose heilen zu können, mußte aufgegeben werden, nachdem durch die Einführung der Röntgendiagnostik klar geworden war, daß durch keine konservative Methode die Skoliose in ihren strukturellen Veränderungen beeinflußbar ist. «Bisher ist noch niemals bewiesen worden, daß durch derartige Übungen auch nur eine Skoliose objektiv, d.h. röntgenologisch gebessert worden sei» (97). Die konservative Behandlung der Skoliose wurde nichtärztlichen Therapeuten überlassen, es entwickelten sich zu Anfang des 20. Jahrhunderts verschiedene krankengymnastische Systeme zur Behandlung der Skoliose. Sie stellten eine Weiterentwicklung der von F. LANGE und SCHEDE (54, 96) angegebenen symmetrischen und asymmetrischen Übungen dar. Als symmetrisch wurden die Übungen bezeichnet, die die Rückenstrecker, die Schulterblattmuskeln und die Inspirationsmuskeln erfassen, während unter asymmetrischen Übungen die «spezifischen Skolioseübungen» verstanden wurden, bei denen es um korrigierende oder gar überkorrigierende Umkrümmungsübungen geht. Da man befürchtete, daß durch solche korrigierenden Übungen neue

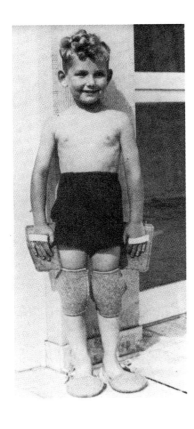
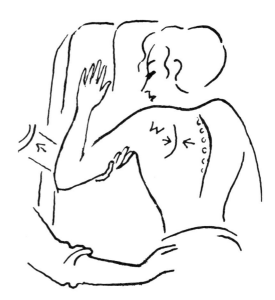

Abb. 161 (oben): Isometrische Übungen für die «Quermuskulatur» nach v. NIEDERHÖFFER.

Abb. 160 (links): Junge mit Kriechklappen (nach KLAPP).

Krümmungen verursacht oder bestehende verschlimmert werden könnten, hatte LANGE noch ausdrücklich darauf hingewiesen, daß sie nur vom Arzt durchgeführt werden dürfen. Die damalige krankengymnastische Behandlung der Skoliose bestand im wesentlichen aus einer isometrischen Kräftigung der Rückenmuskulatur (Abb. 159). Die starren schwedischen Übungsprogramme wurden für die Skoliosetherapie modifiziert. Orthopädisches Turnen und orthopädische Gymnastik wurden damals nicht nur zur Behandlung der Skoliose, sondern auch von Wirbelsäulenfehlhaltungen und Deformitäten durchgeführt (54).

1905 wurde von R. KLAPP — der wie KOHLRAUSCH ein Schüler von BIER war — das nach ihm benannte Kriechverfahren angegeben (Abb. 160) (49). Angeblich angeregt durch Betrachtungen seines Hühnerhundes ging er dabei von der sicher falschen Vorstellung aus, daß es ohne aufrechte Haltung keine Skoliose gebe und daß — nach LOVETT — die Wirbelsäule in der Horizontalen mit Abflachung der sagittalen Krümmungen beweglicher sei. KLAPP betonte ausdrücklich das «Soziale» seiner «funktionellen Behandlung», da sie überall anwendbar und — im Gegensatz zu den bislang gebräuchlichen Methoden — nicht teuer ist. Selbst BLOUNT bezeichnete das Verfahren als die kompletteste krankengymnastische Methode zur Behandlung der Skoliose (7). Sie bewährte sich zur Mobilisierung der Wirbelsäule und zur Kräftigung der Rumpfmuskulatur, erwies sich jedoch als wirkungslos bei der Korrektur struktureller Veränderungen der Wirbelsäule oder der Stabilisierung der Skoliose (3, 7, 33, 54, 57, 65, 97).

Ebenso wie das KLAPP'sche Verfahren über BIER von der schwedischen Gymnastik ausging, entwickelten sich die Systeme von v. NIEDERHÖFFER und GOCHT-GESSNER aus der schwedischen Heilgymnastik (74). GESSNER wurde als Krankengymnastin noch in Schweden ausgebildet und erarbeitete auf Veranlassung von GOCHT an der Charité in Berlin ein allerdings schriftlich nie in der praktizierten Form niedergelegtes System. Ausdrücklich wird von MATER betont, daß diese Art der Behandlung nicht als spezifisch oder als eigene Methode verstanden werden sollte (63). Die Behandlung entstand aus der Notwendigkeit, gerade bei schweren Skoliosen — häufig nach erfolglosen maschinellen Redressionen — ohne ärztlichen Beistand zu helfen. Als Behandlungsziel wurde nicht nur eine Verbesserung der Thoraxdehnbarkeit, eine Korrektur der Haltung und eine Aufrichtung und Verbesserung des Rückenreliefs angestrebt, sondern auch die Verhinderung der Progredienz. Ausgangskonzept war die Vorstellung, daß bei der Skoliose die konvexseitige Muskulatur (M. latissimus, trapezius) überdehnt und schwächer sei. Ebenso wie bei KLAPP wurde zunächst in der Horizontalen, allerdings ohne Fortbewegung, behandelt und die Extremitäten zur Beeinflussung der Wirbelsäulenkrümmung mit einbezogen (33).

Auch das System von Egon und Luise v. NIEDERHÖFFER entwickelte sich aus dem Umgang mit schweren Skoliosen, meist Lähmungsskoliosen nach einer Poliomyelitisepidemie in Berlin 1905 (28, 101). Das Ausgangskonzept dieses Systems ist die Vorstellung, daß die konkavseitige Muskulatur, die sogenannte Quermuskulatur, überdehnt und schwächer sei (Abb. 161). Wie bei KLAPP und GESSNER wurde vor allem in der Horizontalen behandelt, dabei wurde versucht, über die Extremitäten die Skoliose zu korrigieren und eine Progredienz zu verhindern. Das System wurde von E. BECKER (4) sehr erfolgreich weiter ausgebaut und — je nach Schweregrad der Skoliose und Lokalisation der Hauptkrümmung — auch in Verbindung mit dem von GOCHT-GESSNER angewandt (33, 40, 62, 63). Gerade bei schweren Skoliosen mit Verlagerung der Rückenmuskulatur durch den Rippenbuckel wurde vermehrt «geniederhöffert».

Das Einheitliche an allen Systemen wurde immer wieder betont, sie wurden auch kombiniert eingesetzt (33, 40, 63). Ein eigentlicher «Methodenstreit» entwickelte sich nicht, auch wenn von Einzelpersonen gelegentlich eine spezielle Skoliosetherapie propagiert und verfochten wurde (7, 30, 113).

Das erstmals 1924 angegebene System von K. SCHROTH ist eine Kombination der LORENZ'schen und HOFFA'schen Redressionsübungen und der Systeme von KLAPP, GOCHT-GESSNER und von v. NIEDERHÖFFER (Abb. 162) (102). Zusätzlich soll durch eine besondere Atemtherapie die Thorax- und Wirbelsäulendeformität beeinflußt werden. Deren Wirkungslosigkeit ist mittlerweile erwiesen (26). Behandlungsziel ist neben der Korrektur der Haltung und der Verbesserung der Thoraxdehnbarkeit mit Beeinflussung der restriktiven Lungenfunktionsstörung die Verkleinerung des Krümmungswinkels und die Verhinderung der Progredienz der Skoliose.

Auch die Behandlung der Skoliose auf «entwicklungskinesiologischer» Grundlage in Anlehnung an VOJTA kann als eigenes System bezeichnet werden. Die Korrektur der Skoliose wird durch die Wiederholung von Bewegungsmustern der frühkindlichen motorischen Entwicklung angestrebt. Zugrunde liegt die Vorstellung, daß neuromuskuläre Veränderungen nicht Folge, sondern Ursache der Skoliose seien und die alte, in den anderen Systemen ebenfalls aufgegriffene Erfahrung, daß die Beeinflussung der Krümmung ei-

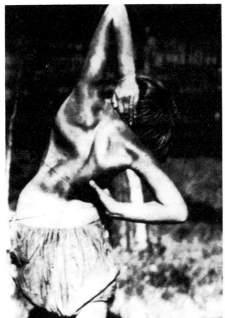 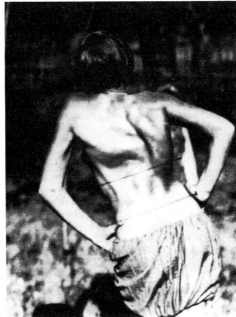

Abb. 162: Selbstredression, Umkrümmung und Extension (nach SCHROTH). Beachtenswert ist die Hypertrophie der Muskulatur und die Art der Markierung der sogenannten Rumpfkeile.

ner Skoliose über die Extremitätenstellung — und -innervation — leichter möglich ist. So sollen Armbewegungen auf der Konvexseite reflektorisch zur Innervation der konvexseitigen Intercostalmuskulatur und tiefen Rückenmuskulatur führen. Dabei wird wiederum von entweder nicht bewiesenen oder sogar falschen Vorstellungen über die Beschaffenheit der Rückenmuskulatur bei der Skoliose ausgegangen (1, 32, 75).

Schon HAGLUND war ein entschiedener Gegner von Krankengymnastiksystemen zur Behandlung der Skoliose und einer schematischen Behandlung (31). Er setzte sich kritisch mit dem auf den ersten Blick einleuchtenden Therapieprinzip: «Erst mobilisieren, dann stabilisieren» auseinander. Er wies darauf hin, daß die Mobilisation meist nicht am gewünschten Ort, nämlich im Bereich der strukturell veränderten Hauptkrümmung erfolgt, sondern im Bereich der Nebenkrümmungen oder an gesunden Wirbelsäulenabschnitten. Die Möglichkeit, eine Skoliose durch Muskelkraft («Muskelkorsett») zu stabilisieren, hielt er für ausgeschlossen. In der Tat schlugen spätere Versuche, klinisch, fotografisch oder radiologisch die Besserung struktureller Skoliosen durch krankengymnastische Behandlung nachzuweisen, fehl (2, 33).

Zu Beginn des 20. Jahrhunderts stellte sich heraus, daß sich der «krankengymnastische Traum, durch Anregung, Kräftigung... und aktive Dauerspannung bestimmter Muskeln oder Muskelgruppen korrektiv auf eine Skoliose einwirken zu können», nicht erfüllen ließ (113):

«KG-Übungen sind gut für Kinder, aber sie tragen nur wenig zur Korrektur der Skoliose bei». (SPITZY)

«Der Scoliotische braucht zunächst keine stärkeren Muskeln, sondern vor Allem eine geradere Wirbelsäule, und das erreicht er niemals auf dem Wege der schwedischen Heilgymnastik... gegen die Verkrümmung selbst, namentlich wenn dieselbe auch nur den leisesten Grad von Rigidität hat, ist die schwedische Heilgymnastik für sich allein vollkommen machtlos». (Adolf LORENZ)

«So unerläßlich auch die Behandlung der Muskulatur ist, so kann sie weder eine Korrektur noch eine Verhinderung der Entwicklung der Deformität garantieren». (FARKAS)

«Indeed generally physiotherapy is a disservice to the patients and parents. For many years schooling and the mother's work are disrupted to bring the child to weekly treatment. It is expensive in time and transport. It is sometimes used to 'treat' the parents who feel (although they are deluded) something is being done». (JAMES)

Die oft als Korrektureffekt zitierte Zunahme der Stehgröße nach krankengymnastischer Behandlung ist durch die Aufrichtung der Kyphose, nicht jedoch durch die Abflachung der skoliotischen Krümmungen bedingt. Röntgenologisch feststellbare Verkleinerungen der Krümmungswinkel sind projektionsbedingte Artefakte, die meßtechnisch erklärbar sind (113). Der Eindruck, daß klinisch unter der Therapie eine kosmetische Verbesserung der Körperform eingetreten sei, ist meist ein biologischer Effekt: durch die Entwicklung der Reifezeichen und subcutanen Fettpolster werden die Symptome der Skoliose verdeckt (19). Statistisch abgesicherte prospektive Studien — wobei insbesondere die des Untersuchungsausschusses der amerikanischen orthopädischen Gesellschaft berühmt wurde — bestätigen, daß krankengymnastisch keine Skoliosekorrektur möglich ist und daß Patienten, die mit asymmetrischen Übungen behandelt werden, einen schlechteren Verlauf aufweisen als die mit symmetrischen Übungen. Es kann mittlerweile kein Zweifel mehr daran bestehen, daß strukturelle Skoliosen durch die Skoliosegymnastik nicht gebessert werden können und daß die Progredienz ebensowenig wie das Wirbelsäulenwachstum krankengymnastisch beeinflußbar ist. «Es ist ein immer noch verbreiteter Irrtum, daß durch Krankengymnastik eine progrediente Skoliose aufgehalten oder gar eine strukturelle Skoliose gebessert werden könne... Keine einzige der Methoden hat das gehalten, was in Büchern, Schriften und Prospekten versprochen wurde» (113).
Die Grenzen der krankengymnastischen Skoliosebehandlung wurden von MATER folgendermaßen formuliert:

1. Strukturelle Veränderungen können nicht beeinflußt werden.
2. Das Skelettwachstum kann nicht beeinflußt werden.
3. Die Progredienz kann nicht verhindert werden.

Auf die Gefahren der krankengymnastischen Skoliosebehandlung wurde wiederholt hingewiesen (21, 31, 43, 54, 60, 103, 112) (Tabelle 1). Dabei herrscht die Sorge vor, daß durch die krankengymnastische Behandlung andere, effektivere Behandlungsmaßnahmen verpaßt werden und durch die Mobilisation der Wirbelsäule (vor allem beim

Tabelle 1

Schadet die Skoliosegymnastik

— der Skoliose?
— dem Patienten psychisch?
                 physisch?
                 sozial?
— der Familie?
— dem Arzt?
— dem Krankengymnasten?
— der Krankenkasse?

KLAPP'schen Verfahren) und die asymmetrischen Übungen die Haupt- und Nebenkrümmungen verstärkt werden. Auch soll es zum Neuauftreten von weiteren Krümmungen kommen können. Die Veränderung der Wirbelsäulenstatik soll Anlaß zur Progression und Dekompensation sein. Bei der v. NIEDERHÖFFER'schen Methode kommt es möglicherweise zur Zunahme der Rotation durch den Zug der queren Muskulatur zur Konkavseite. Durch die Verlagerung der konvexseitigen Streckmuskulatur bei schweren Skoliosen mit Funktionswandel dieser Muskelabschnitte kann die Erhöhung ihrer Muskelkraft sogar skolioseverstärkend wirken (113). Bei muskelkräftigen, gar athletischen Patienten sollen eher unerwartete Progressionen beobachtet worden sein (2, 21, 43).
Auch auf die kosmetisch nachteiligen Folgen der Skoliosetherapie wurde wiederholt hingewiesen. «Die Erziehung zur starren Aufrichtung bedeutet einen Verlust an Geschmeidigkeit der Körperhaltung, die erst den Eindruck der Schönheit bewirkt» (64).
ROAF geht auf die psychischen Schäden durch die Skoliosetherapie ein (81). Er hält im Vorschulalter die Trennung von der Familie für unvertretbar. In der Adoleszenz kann hingegen die Trennung von der Familie den Individualisationsprozeß durch die Lösung der Fixation an die Eltern fördern. Die Entwicklung einer Abhängigkeit vom Therapeuten oder der Mutter in dieser Phase infolge der Skoliosetherapie könne zu einer «emotional regression» führen (Erwachsene werden Adoleszente, Adoleszente werden Kinder, Kinder werden Babys). Er warnt vor allem vor Müttern, die in dieser Lebensphase mit Hilfe der Skoliosetherapie versuchen, ihr Kind an sich zu binden oder — meist unbewußt — eigene Interessen gegenüber der übrigen Familie oder dem Ehemann durchzusetzen. Bei Jugendlichen ist die Trennung von Gleichaltrigen schädlich. Wenn sie mit Gleichaltrigen, u.U. auch Behinderten zusammenkommen, können sie ihre eigene «gang» bilden, der Isolation entgehen und mit den eigenen Problemen eher fertig werden.
Ebenso gefährlich wie eine nicht konsequent genug durchgeführte Therapie ist die Überschätzung der Progredienz. Wegen der Unsicherheit über den spontanen Verlauf der Skoliose werden zu viele Skoliosen unnötig behandelt (72, 82). Für die krankengymnastische Skoliosetherapie ist dieses Dilemma besonders bedeutsam, da bei den leichten Skoliosen die Prognose besonders unsicher ist. Der vermeintliche Erfolg der krankengymnastischen Behandlung ist von der eventuell spontan ausbleibenden Progression nicht zu unterscheiden (98). Das Streben nach einer effektiven Skoliosegymnastik im Sinne der Krümmungskorrektur darf nicht dazu führen, daß der Patient unnötig belastet wird und

womöglich der einzige Effekt der Therapie der einer psychischen und physischen Schädigung ist (73, 81, 113).

Ein wichtiger Nebeneffekt der regelmäßigen krankengymnastischen Behandlung ist darin zu sehen, daß die so behandelten Patienten in Kontrolle bleiben und eine Befundverschlechterung nicht übersehen wird (10, 38, 88, 98). Zudem müssen die Patienten und ihre Familie nicht den Eindruck gewinnen, daß sie mit der Skoliose und ihrer Angst vor einer Progression alleingelassen werden. Keinesfalls darf die krankengymnastische Behandlung unerfüllbare Hoffnungen auf eine Korrektur wecken. Die Verwendung des Begriffes «intensive Gymnastik» impliziert stets, daß Patient, Familie und Therapeut beim Auftreten einer Progredienz annehmen müssen, daß die Behandlung insuffizient und Ursache der Progredienz gewesen ist. Tatsächlich bestätigt die Progredienz nur die fehlerhafte Verordnung und mangelhafte Kontrolle der Skoliose durch den Arzt.

Der fehlende Erfolg der krankengymnastischen Behandlung bei der Korrektur der Skoliose hat oft zu ihrer pauschalen Ablehnung geführt. Außerdem ist es zu unnötigen Konfrontationen zwischen Orthopädie und Krankengymnastiksystemen gekommen. Das Verhalten des Krümmungswinkels unter der krankengymnastischen Therapie kann nicht das einzige Kriterium zur Beurteilung der Effektivität der Behandlung sein. Die Erfolglosigkeit der krankengymnastischen Behandlung zur Korrektur einer strukturell fixierten Skoliose spricht nicht gegen die krankengymnastische Behandlung, sondern gegen die Behandlungsindikation an sich. Therapeutische Fehlschläge belasten bei den auch durch andere, aufwendigere Verfahren unbeeinflußbaren malignen Verlaufsformen die Behandlungsmethode — und den Therapeuten. Die Überbewertung der krankengymnastischen Behandlung bei leichten Skoliosen ist ebenso leichtfertig wie die Unterschätzung der krankengymnastischen Behandlungsmöglichkeiten selbst bei schweren Skoliosen.

Der röntgenologische Nachweis einer Progredienz spricht nicht zwangsläufig gegen die krankengymnastische Behandlung, ebensowenig spricht die Besserung des Krümmungswinkels für die krankengymnastische Behandlung. Es gibt Skoliosen, die spontan ausheilen (resolving scoliosis) (Abb. 163) und solche, die progredient maligne sind und auch durch jede andere Form der konservativen Therapie nicht zu beherrschen sind. Gerade bei leichten Skoliosen (unter 20 Grad) ist schon aus methodischen Gründen ein radiologischer Besserungsnachweis nicht zu führen, da die Meßfehlerbreite (etwa 10 Grad) im therapeutischen Bereich liegt. Bei leichten Skoliosen ist ein wissenschaftlich fundierter Beweis der Effektivität der krankengymnastischen Behandlung theoretisch erst dann möglich, wenn die Prognose der behandelten Skoliose definitiv bekannt ist. So lange nichts über den spontanen Verlauf der Skoliose sicher bekannt ist, ist jede Form der Skoliosetherapie empirisch und in ihrer Effektivität im Einzelfall nicht sicher zu beweisen (81, 82).

Für die krankengymnastische Behandlung bedeutet dies, daß die historisch zu erklärende Fixierung auf das Behandlungsziel Korrektur der Skoliose verlassen werden muß und daß die Ziele der Behandlung befundorientiert differenziert werden müssen. Die entscheidende Wandlung in der Skoliosebehandlung und vor allem die Loslösung vom häufig geradezu autistisch und kritiklos verfolgten Ziel der Krümmungskorrektur wurde von M. Scharll in München eingeleitet (94 und 95). Ihr gelang die angestrebte Aufwertung der krankengymnastischen Skoliosebehandlung, da sie sich mit den damals üblichen Behandlungsmethoden auseinandersetzte und die krankengymnastische Arbeit einer objektiven Kritik unterzog. Wieder waren es wie bei v. Niederhöffer Beobachtungen von

Lähmungsskoliosen (Poliomyelitisepidemie in München 1937), die den Blick auf den Zustand der gesamten Rumpfmuskulatur bei der Skoliose und die Funktionsstörung der Wirbelsäule bei der Skoliose lenkten. Die durch eine akribische Untersuchung festzustellenden seitenungleichen Haltungs- und Bewegungsmuster werden durch die krankengymnastische Behandlung ausgeglichen. Behandlungsziel ist die Korrektur der Haltung im Alltag als Gewohnheit und die Prophylaxe (nicht Behandlung) der Progredienz.

Bei der Behandlung der Skoliose kommt es darauf an, die progredienzgefährdeten Skoliosen früh zu diagnostizieren und zu stabilisieren. Ist die Skoliose unter der Therapie progredient, muß die Therapieform geändert werden. Dabei gilt die Faustregel, daß leichte Skoliosen ohne Progredienz nur beobachtet werden müssen. Leichte Skoliosen mit Progredienz werden bis 20 Grad krankengymnastisch behandelt. Die mittelschweren (20 bis 50 Grad) werden mit Rumpforthesen behandelt, die schweren Skoliosen operativ korrigiert und stabilisiert. Das Krümmungsausmaß darf nicht das einzige Therapiekriterium sein, vielmehr muß sich die Therapie an den Prognosekriterien orientieren.

Die Heilung der Skoliose, also die bleibende vollständige Korrektur der Krümmung, ist nach wie vor ein alter, aber unerfüllter orthopädischer Wunschtraum. Deswegen ist ersatzweise die Verhütung der Progredienz das oberste therapeutische Prinzip. Dabei müssen die Grenzen der krankengymnastischen Behandlung der Skoliose neu bestimmt werden. Daß strukturelle Veränderungen nicht beeinflußt werden können, ist nach Wachstumsabschluß selbstverständlich. Unbekannt ist, ob nicht strukturelle Veränderungen an der Bandscheibe bei der Frühskoliose beeinflußt werden können. Möglicherweise ist auch das Skelettwachstum bei der Frühskoliose beeinflußbar. Bei der Beurteilung der therapeutischen Beeinflußbarkeit der Progredienz ist ebenfalls differenzierter vorzugehen. Daß idiopathische Skoliosen mit maligner Progredienz konservativ kaum beeinfluß-

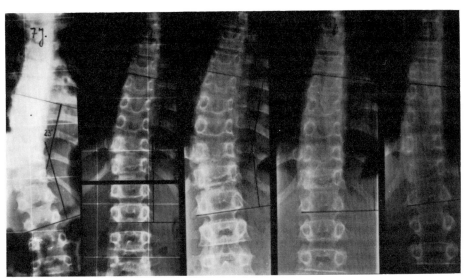

Abb. 163: Spontane Besserung (Resolution) einer idiopathischen Skoliose bei einem 7jährigen Jungen im Verlauf von sieben Jahren.

bar sind, ist hinlänglich bewiesen. Durchaus vorstellbar ist jedoch, daß benigne progrediente Skoliosen konservativ erfolgreich zu behandeln sind und daß durch die krankengymnastische Behandlung die Vorgänge, die zum Stillstand der Skoliose führen, unterstützt werden können. Die Effizienz der Skoliosegymnastik bei der Korrektur der skoliotischen Haltung und Insuffizienz der Rumpfmuskulatur steht außer Zweifel. Auch ist die Ineffektivität einer Orthesenbehandlung ohne Krankengymnastik belegt. Dies gilt sowohl für die Korrektur der Skoliose als auch die Stabilisierung der Wirbelsäule. Ebenso steht die Bedeutung der krankengymnastischen Behandlung zur Prävention und Therapie respiratorischer und hämodynamischer Funktionsstörungen bei der Skoliose außer Zweifel.

Von größter Bedeutung sind jedoch die beiden schon von STROMEYER, LORENZ, LÜNING, SCHULTHESS und SCHEDE angestrebten Fernziele der konservativen Skoliosebehandlung, die bislang infolge der ausschließlichen Orientierung des Behandlungszieles am Verhalten des Krümmungswinkels aus den Augen verloren wurden: Die Prophylaxe der Progredienz leichter Skoliosen und die Prävention der Skoliose bei skoliosegefährdeten Kindern (59, 60, 97, 103, 106). Es ist eindeutig bewiesen, daß durch das Schul-screening und die damit verbundene Frühdiagnose und Frühtherapie die Anzahl der Skoliosen, die sonst 40 Grad oder mehr erreichten, gesenkt werden kann (von 1,6‰ auf 0,6‰ — das bedeutet eine Verbesserung um 63% (107)). Die Frühtherapie ist demnach kein Problem der Therapie an sich, sondern der Frühdiagnose. Sie kann sich zur Zeit nur auf die familiäre Belastung, den Nachweis von Haltungs- und Muskelasymmetrien und fragliche röntgenologische Symptome stützen. Nur wenn die Behandlungsziele der krankengymnastischen Behandlung der Skoliose nicht mehr nur krümmungswinkelorientiert sind, sondern befundorientiert und wenn bei jedem Skoliosepatienten individuell die Behandlungsprobleme vom Arzt und Krankengymnasten verstanden werden, wird die krankengymnastische Behandlung der Skoliose sinnvoll und effektiv. Nur dann ist sie unschädlich für den Patienten in psychischer, physischer und sozialer Hinsicht. Sowohl dem Therapeuten als auch der Familie und dem Kostenträger werden unnötige Belastungen erspart. Nur eine patientenorientierte, befundorientierte krankengymnastische Behandlung mit Berücksichtigung der Prognose der Skoliose und definierten Behandlungszielen ist als effektive Skoliosegymnastik zu werten. Historisch gesehen hat sie sich aus der allgemeinen Gymnastik über das orthopädische Sonderturnen und die orthopädische Gymnastik, die Heilgymnastik und systemverhafteten Krankengymnastik unter Ausnutzung krankengymnastischer Grundtechniken entwickelt.

Die Aufgaben der Skoliosegymnastik lassen sich wie folgt formulieren:

1. Prävention der Skoliose bei erhöhtem Skolioserisiko
2. Prophylaxe der Progredienz leichter Skoliosen
3. Korrektur der skoliotischen Haltung
4. Prävention und Therapie respiratorischer und hämodynamischer Funktionsstörungen
5. praeoperative Mobilisation und Mobilisation oder Stabilisation in der Orthese
6. Behandlung der Rumpfmuskulatur
7. Behandlung der Wirbelsäulendegeneration

Literatur

1. BAUER, H. et al.: Idiopathische Skoliose im Schulkindalter und Neurophysiotherapie nach Vojta. Der Kinderarzt 13 (1982) 683
2. BAYER, M.: Die Wirkung der konkavseitigen Erektorreizung bei einer Skoliose. Verh. DGOT, Beilageheft Z. Orthop. 88 (1956) 44
3. BECK, M.: Röntgenuntersuchungen zur funktionellen Behandlung der Skoliose. Verh. DGOT 26 Kongr. (1931) 160
4. BECKER, E.: Skoliose- und Diskopathienbehandlung. Fischer, Stuttgart (1971)
5. BERGER, W. et al.: Haltung und Bewegung beim Menschen. Springer, Heidelberg, New York (1984)
6. BETTMANN, E.: Orthopädie und Gymnastiksysteme. Z. Orthop. 61 (1934) 405
7. BLOUNT, W.P. et al.: Möglichkeiten und Grenzen der nichtoperativen Skoliosebehandlung mit dem Milwaukee-Korsett. Orthopädie 1 (1973) 232
8. BLOUNT, W.P.: The Virtue of Early Treatment of Idiopathic Scoliosis. J. Bone Jt. Surg. 63 A (1981) 335
9. BOLD, R.M. et al.: Stemmführung nach R. Brunkow. Enke, Stuttgart (1978)
10. BROOKS, H.L.: Idiopathic Scoliosis-results of a prospective study. In: Scoliosis. Ed.: P.A. Zorab. Academic Press London, New York, San Francisco (1977) 11
11. COBB, J.R.: The Treatment of Scoliosis. Conn. med. J. 7 (1943) 467
12. COLLIS, D.K. et al.: Long-Term Follow-up of Patients with Idiopathic Scoliosis Not Treated Surgically. J. Bone Jt. Surg. 51 A (1969) 425
13. DAHMEN, G.: Die Skoliose und ihre Behandlung. Z. Krankengymnastik 31 (1979) 345
14. DAHMEN, G.: Beurteilung und Abgrenzung von Haltungsschwäche, Haltungsschaden und Haltungsverfall. Krankengymnastik aktuell, Pflaum, München (1980) 102
15. DANIELS, L. et al.: Muskelfunktionsprüfung. Gustav Fischer, Stuttgart (1982)
16. EDELMANN, P.: Skoliosebehandlung mit dem Boston-Korsett. Z. Krankengymnastik 33 (1980) 592
17. EHRENBERG, H.: Zum Stellenwert krankengymnastischer Atemtherapie bei bronchiopulmonalen Erkrankungen. Krankengymnastik aktuell, Pflaum, München (1980) 30
18. EHRENBERG, H. et al.: In: Krankengymnastik 1. Hrsg.: H. Cotta, W. Heipertz, A. Hüter-Becker, G. Rompe. Thieme, Stuttgart (1982)
19. EULENBURG, M.: Die seitlichen Rückgratverkrümmungen. Berlin (1876)
20. EVJENTH, O. et al.: Muskeldehnung warum und wie? Remed, Zug (1981)
21. FARKAS, A.: Über Bedingungen und auslösende Momente bei der Skolioseentstehung. Beilageheft Z. Orthop. 42 (1925) 21
22. FOWLES, J.V.: The prognosis of untreated scoliosis in the adult. J. Bone Jt. Surg. 58 A (1976) 156
23. FRISCH, H.: Programmierte Untersuchung des Bewegungsapparates. Springer, Heidelberg, New York (1983)
24. GHAVAMIAN, T.: The future of minor scoliotic curves of the spine. J. Bone Jt. Surg. 54 A (1972) 1563
25. GÖTZE, H.G. et al.: Die krankengymnastische Übungsbehandlung der Skoliose in Kombination mit dem Milwaukee-Korsett. Z. Krankengymnastik 24 (1972) 69
26. GÖTZE, H.G. et al.: Metrische Befunddokumentation pulmonaler Funktionswerte von jugendlichen und erwachsenen Skoliosepatienten unter einer vierwöchigen Kurbehandlung. Z. Krankengymnastik 30 (1978) 333
27. GÖTZE, H.G.: Pathophysiologie der Atmung und kardiopulmonalen Funktionsdiagnostik bei Skoliosepatienten. Z. Krankengymnastik 30 (1978) 328
28. GROH, H.: Probleme der Skoliosebehandlung. Z. Krankengymnastik 7 (1955) 97
29. HADERSPECK, K.A. et al.: Progression in Idiopathic Scoliosis. An Analysis of Muscle Actions and Body Weight Influences. Spine 6 (1981) 447
30. HÄUSERMANN, V.: Ziele und Grenzen der krankengymnastischen Behandlung der Skoliose. Z. Orthop. 114 (1976) 455
31. HAGLUND, P.: Die Entstehung und Behandlung von Skoliosen. S. Karger, Berlin (1916)
32. HANKE, P.: Skoliosebehandlung auf entwicklungskinesiologischer Grundlage in Anlehnung an die Vojta-Therapie. Vortrag am 2.2.1983 in Würzburg. Diskussionsreihe «Krankengymnastische Skoliosetherapie» der Arbeitsgemeinschaft Atemtherapie im ZVK.

33. HARFF, J.: Übungsbehandlung der Skoliosen. Verh. DGOT 90 (1957/58) 205
34. HARRINGTON, P.: Critical Observations of Idiopathic Scoliosis. Concept of Non-Operative Treatment. J. Bone Jt. Surg. 50 A (1968) 846
35. HARRINGTON, P.: Non-Operative Treatment of Scoliosis. Texas Medicine 64 (1968) 54
36. HEINE, J.: Die Lumbalskoliose. Bücherei des Orthopäden 26, Enke, Stuttgart (1980)
37. HEINE, J. et al.: Endergebnisse der konservativen Behandlung der Skoliose mit dem Milwaukee-Korsett. Z. Orthop. 123 (1985) 323
38. HEIPERTZ, W.: Die krankengymnastische Behandlung der Skoliose. Verh. DGOT 52 (1965) 64
39. HEIPERTZ, W.: Turnen, Schulsportbefreiung und Schulsonderturnen bei Skoliose. Z. Orthop. 114 (1976) 470
40. HESS, J.: Soll man die Übungen nach Prof. Klapp und Dr. v. Niederhöffer gleichzeitig anwenden? Z. Krankengymnastik 10 (1958)
41. HETTINGER, Th.: Trainingsgrundlagen im Rahmen der Rehabilitation. Z. Krankengymnastik 8 (1978) 339
42. HIRSCH, S.: Krankengymnastische Befundaufnahme bei Störungen der Haltung von Schulkindern und Jugendlichen. Krankengymnastik aktuell, Pflaum, München (1980) 126
43. HOFFA, A.: Lehrbuch der orthop. Chirurgie. Berlin (1905)
44. JAMES, J.I.P.: The Aetiology of Scoliosis. In: Scoliosis and Muscle. Ed.: P.A. Zorab (1974) 172. J.B. Lippincott Co. Philadelphia
45. JAMES, J.I.P.: Scoliosis. Livingstone, Edinburgh (1967)
46. KANE, W.J.: An Analysis of Sculiosis Prevalence Study. In: Scoliosis. Ed.: P.A. Zorab. Academic Press London, New York, San Francisco (1974) 45
47. KELLER, M.: Ziele der krankengymnastischen Behandlung der Skoliose. Z. Krankengymnastik 24 (1971) 320
48. KELLER, M.: Die krankengymnastische Betreuung der Skoliose im Milwaukee-Korsett. Z. Krankengymnastik 27 (1975) 314
49. KLAPP, R.: Funktionelle Behandlung der Skoliose. Fischer, Jena (1907)
50. KLEIN-VOGELBACH, S.: Funktionelle Bewegungslehre. Springer, Berlin, Heidelberg, New York (1984)
51. KLEIN-VOGELBACH, S.: Therapeutische Übungen zur funktionellen Bewegungslehre. Springer, Berlin, Heidelberg, New York (1978)
52. KLUGER, P. et al.: Die krankengymnastische Behandlung im Chêneau-Korsett. Z. Krankengymnastik 34 (1982) 677
53. KRÄMER, J.: Grundlagen zur funktionellen Behandlung der idiopathischen Skoliose. Z. Orthop. 114 (1976) 452
54. LANGE, F. et al.: Die Skoliose. Ergebn. Chir. 7 (1913) 748
55. LEWITT, K.: Manuelle Medizin. Urban u. Schwarzenberg, München (1977)
56. LINDH, M.: The Effect of Sagittal Curve Changes on Brace Correction of Idiopathic Scoliosis. Spine 5 (1980) 26
57. LINDEMANN, K.: Ätiologie und Pathogenese der Skoliose. In: Handbuch der Orthopädie Bd. II. Herausgeb.: G. Hohmann, M. Hackenbroch, K. Lindemann. Thieme, Stuttgart (1958)
58. LOEWENECK, H.: Entwicklungsgeschichtliche Betrachtungen zur Genese der Skoliose im Säuglings- und Kindesalter. Z. Krankengymnastik 29 (1977) 261
59. LORENZ, A.: Pathologie und Therapie der seitlichen Rückgratverkrümmungen (Scoliosis). Hölder, Wien (1886)
60. LÜNING, A. et al.: Atlas u. Grundriß der orthopädischen Chirurgie. Bd. 23 Lehmann's medizinischer Handatlanten. J.F. Lehmann, München (1901)
61. MAREES, H. de: Sportphysiologie. Tropon-Werke Köln-Mülheim (1979)
62. MARTENS, H.: Gesichtspunkte krankengymnastischer Behandlung von Skoliosen bei Kindern und Jugendlichen. Krankengymnastik aktuell, Pflaum, München (1980) 131
63. MATER, M.: Methodische krankengymnastische Behandlung bei Fehlhaltung und Fehlform der Wirbelsäule. Z. Krankengymnastik 1 (1957) 6
64. MATZEN, P.F.: Die Skoliose. Wiss. Zschr. E.M. Arndt Uni. Greifswald 22 (1971) 293
65. MAU, H. et al.: Die Behandlung der Skoliose. In: Handbuch der Orthopädie Bd. II. Herausgeb.: G. Hohmann, M. Hackenbroch, K. Lindemann, Thieme, Stuttgart (1958)
66. MAU, H.: Die Ätiopathogenese der Skoliose. Bücherei des Orthopäden. Enke, Stuttgart (1982)
67. MEHTA, M.H.: The natural history of infantile idiopathic scoliosis. In. Scoliosis. Ed. P.A. Zorab. Academic Press London (1977) 103
68. MEISTER, R.: Atemfunktion und Lungenkreislauf bei thorakaler Skoliose. Thieme, Stuttgart (1980)

69. MELLENCAMP, D.D. et al.: Milwaukee Brace Treatment of Idiopathic Scoliosis Late Results. Clin. Orthop. 126 (1977) 47
70. MOE, J.E.: et al.: Scoliosis and Other Spinal Deformities. W.B. Saunders Co. Philadelphia, London, Toronto (1978)
71. MÖLLER, S.: Boston-Korsett — Krankengymnastik und Probleme. Z. Krankengymnastik 33 (1980) 595
72. NACHEMSON, A.: A Long Term Follow — Up Study of Non-Treated Scoliosis. Acta. orthop. Scand. 39 (1968) 466
73. NACHEMSON, A.: Future Research in Scoliosis. In: Scoliosis. Ed.: P.A. Zorab. Academic Press London, New York, San Francisco (1980) 263
74. NIEDERHÖFFER, L. v.: Die Behandlung von Rückgratverkrümmungen (Skoliosen). Staude, Osterwieck, Berlin (1955)
75. NIETHARD, F.U.: Die krankengymnastische Behandlung der Skoliose nach Vojta. Vortrag auf dem 25. Fortbildungs-Kongreß des Berufsverbandes der Fachärzte für Orthopädie, Mannheim (21.—24.11.84)
76. NILLSONNE, U. et al.: Long Term Prognosis in Idiopathic Scoliosis. Acta. orthop. Scand. 39 (1968) 456
77. NÖCKER, J.: Physiologie der Leibesübungen. Enke, Stuttgart (1964)
78. REICHEL, H. et al.: Leitfaden der Physiologie des Menschen. Enke, Stuttgart (1967)
79. REUBER, M. et al.: Trunk Muscle Myoelectric Activities in Idiopathic Scoliosis. Spine 8 (1983) 447
80. RISEBOROUGH, E.J. et al.: A genetic survey of idiopathic scoliosis in Boston, Massachusetts. J. Bone Jt. Surg. 55 A (1973) 974
81. ROAF, R.: The effect of scoliosis on the patient's life. In: Scoliosis. Ed.: P.A. Zorab. Academic Press London, New York, San Francisco (1977) 303
82. ROAF, R.: Wirbelsäulendeformitäten. Enke, Stuttgart (1983)
83. ROBIN, G. et al.: Scoliosis in the elderly. In: Scoliosis. Ed.: P.A. Zorab. Academic Press London, New York, San Francisco (1977) 215
84. RÖSSLER, H. et al.: Untersuchungen über die Biomechanik der idiopathischen Skoliose. Bücherei des Orthopäden 4 (1969) 118
85. RÖTTGER, G.: Krankengymnastische Behandlungsbeispiele bei Haltungsproblemen im Kleinkindesalter. Krankengymnastik aktuell, Pflaum, München (1980) 117
86. ROGALA, E.J. et al.: Scoliosis: Incidence and Natural History. J. Bone Jt. Surg. 60 A (1978) 173
87. ROHLING, M.: Krankengymnastische Maßnahmen zur konservativen Behandlung der Skoliose. Z. Krankengymnastik 31 (1979) 359
88. ROMPE, G. et al.: Grundlagen der krankengymnastischen Behandlung idiopathischer Skoliosen im Kindesalter. Z. Krankengymnastik 9 (1975) 297
89. SHANDS, A.R. et al.: A study of 50.000 minifilms of the chest made during a survey for tuberculosis. J. Bone Jt. Surg. 73 A (1955) 1243
90. SHARRARD, W.J.W.: Observations on Paralysis, Muscle Growth and Bone Deformity. In: Scoliosis and Muscle. Ed.: P.A. Zorab (1974) 196. J.B. Lippincott Co., Philadelphia
91. SIGUDA, P.: Krankengymnastik im Milwaukee-Korsett. Z. Orthop. 114 (1976) 464
92. SPITZY, H.: Deformitäten der Wirbelsäule. In: Lehrbuch der Orthopädie. Von F. Lange, Jena (1922)
93. SCHARDT, F.: Zum Einfluß der Skoliose auf Ventilation und Perfusion der Lungen mit einer Diskussion über den Sinn von Atemübungen und körperlicher Ausdauerbelastung in der krankengymnastischen Behandlung von Skoliosen. Vortrag am 8.12.1982 in Würzburg. Diskussionsreihe «Krankengymnastische Skoliosetherapie» der Arbeitsgemeinschaft Atemtherapie im ZVK
94. SCHARLL, M.: Die Krankengymnastik in der Skoliosebehandlung. Z. Krankengymnastik 12 (1958) 193
95. SCHARLL, M.: Wandlungen in der Skoliosebehandlung. Z. Krankengymnastik 9 (1975) 304
96. SCHEDE, F.: Die Skoliose. Schweiz. med. Wschr. 35 (1954) 102
97. SCHEDE, F.: Die konservative Behandlung der Skoliose. Z. Orthop. 102 (1967) 1
98. SCHEIER, H.: Prognose und Behandlung der Skoliose. Thieme, Stuttgart (1967)
99. SCHLEGEL, K.I.: Wert und Wertlosigkeit der krankengymnastischen Behandlung der Skoliose. Wiss. Zschr. der E.M. Arndt Univ. Greifswald 22 (1971) 321
100. SCHMIDT, W.: Die idiopathische Skoliose aus der Sicht der FBL. Z. Krankengymnastik 3 (1984) 2
101. SCHRICK, F.G. van: Die Bevorzugung der konkaven Seite in der Skoliosebehandlung. Z. Orthop. 58 (1933) 549
102. SCHROTH, K.: Die Atmungskur. G. Zimmermann, Chemnitz (1924)
103. SCHULTHESS, W.: Die Pathologie und Therapie der Rückgratverkrümmungen. In: Handbuch der orthopädischen Chirurgie 1 Bd. II. G. Fischer, Jena (1905—1907)

104. Stoboy, H. et al.: Lungenfunktionswerte und spiroergometrische Parameter während der Rehabilitation von Patienten mit idiopathischer Skoliose (Fusionsoperationen der Wirbelsäule nach Harrington und Training). Arch. Orthop. Unfall-Chir. 81 (1975) 247
105. Stotz, S.: Klinik und Therapie der Skoliose im Säuglings- und Kindesalter. Z. Krankengymnastik 29 (1977) 266
106. Stromeyer, G.F.L.: Über Paralyse der Inspirationsmuskeln. Helwing'sche Hof-Buchhandlung, Hannover (1836)
107. Torell, G. et al.: The Changing Pattern of Scoliosis Treatment due to Effective Screening. J. Bone Jt. Surg. 63 A (1981) 337
108. Vanderpool, D.W. et al.: Scoliosis in the Elderly. J. Bone Jt. Surg. 51 A (1970) 455
109. Wullstein, L.: Die Skoliose in ihrer Behandlung und Entstehung nach klinischen und experimentellen Studien. Z. Orthop. 10 (1902) 177
110. Zauner, R.: Krankengymnastische Befunderhebung bei Haltungsstörungen im Kindesalter. Krankengymnastik aktuell, Pflaum, München (1980) 110
111. Zetterberg, C. et al.: Morphology of the paravertebral muscles in adolescent idiopathic scoliosis. Spine 8 (1983) 457
112. Zielke, K.: Die Skoliose und ihre Behandlung. Z. Krankengymnastik 21 (1969) 509
113. Zielke, K.: Strukturelle Skoliosen. In: Lehrbuch der Orthopädie und Traumatologie. Hrsg.: Hipp Bd. II, Teil 2, Enke, Stuttgart (1981)

Sachverzeichnis

Die *kursiv (schräg)* gedruckten Ziffern verweisen auf Abbildungen

Akrozyanose 14
Asymmetrie 41, 44, 84
Atemgrenzwert 39, 63
Atemminutenvolumen 64
Atemschwierigkeiten 63
Atemstoßwert 39
Ausdauerleistung der Muskulatur 30, 31, 34, 36, 39, 41, 43, 44, 56 ff., 67, 84, 91, 92
Ausdauertraining 39, 64

Beckenasymmetrie 14
Beckenneigungswinkel *18, 19*, 33
Beckenschiefstand 24, 46
Beckenskoliose 10
Beckenstand 14 ff., 36, 53
Befund 13 ff.
— bogen 32 ff.
— interpretation 35 ff.
— kontrolle 40
Behandlung (krankengymnastische) 41 ff.
— bei Versorgung mit Orthesen 77 ff.
Behandlungsplan 42 ff.
Behandlungsziel 41 ff.
Beinlänge 14 ff., 36, 53, 76
Belastungsdeformität 3
Bending-Test 8
Bindegewebsbefund 37
Bindegewebszonen 21
Boston-Korsett 76

Calcaneusstellung 14
CBW-Korsett 36, 76
Chêneau-Korsett 36, 76
Cor pulmonale 61
Cotrelextension 77

Deep Friction 67, 68
Dehnfähigkeit der Muskulatur 24 ff., 34
Dehnung 23
Dehnungsschmerz 24, 25
Destabilisierung 64
Dosierung 56, 58
Drehgleiten 11
Durchblutungs-Belüftungsverhältnis 37, 64
Dyspnoe 63

Effektivität 164
EDF 75, 76, 157
Einsteifung 38

Elastizitätsverlust 91
Emphysem 37
Endgefühl 22 ff., 36
«entdrehen» 47 ff.
«entneigen» 46 ff.
Endwirbel 8
Ermüdung 66

Facettensyndrom 65

Gelenkbeweglichkeit 21 ff., 33 ff., 36

Halo-Schwerkraftextension 77
Haltung 7, 13 ff., 39
— Beckenhaltung 36
— Flexionshaltung der WS *16*
— Gewohnheitshaltung 13, 31, 36, 42, 44, 55, 89
— «gute Haltung» *19*, 57
— Haltungskontrolle 40
— Haltungskoordination 43
— Haltungsschwäche 30 ff.
— Haltungs- und Bewegungsmuster 13, 38, 41, 59
— Haltungs- und Bewegungsschulung 44, 59
— Haltungsskoliose 11
— Haltungsverfall 36
— Kopfhaltung 16, *17*, 19, 46
— Korrektur der Haltung 42, *44* ff.
— Korrekturhaltung 31, 43, 55 ff., 68, 84, 89
«harmonischer Bogen» 21
Harringtonfaktor 5
Hausaufgaben 83 ff.
Hüfte, schiefe 10
—, hohe 10
Hypermobilität 11

Insertionstendinose 67

Körpergröße 31, 34, 39
Kommunikation 88
Kondition 63, 92
Kontrollpunkte 19, 42, 45
Konzentration 57
Koordination 44, 56 ff.
Korsettversorgung 36
Kräftigung 43 ff., 57 ff.
Kraftleistung der Muskulatur 39, 41, 43, 57, 58, 84
Krankengymnastische Behandlung 41 ff., 95 ff.
Krankengymnastiksysteme 158 ff.

Krümmungsmuster 10, 12
Küchenarbeiten 72
Kyphoskoliose 11

Lagerung 69 ff.
Lagerungsschäden 11
Leistungssport 39, 63
Lendenwulst 16, 32
Lordoskoliose 11
Loten 17, 19, 20, 32, 33, 40, 52 ff.
Lotlinie 17 ff.

Mahnpelotte 39
MATTHIASS-Test 30 ff., 34, 39, 40
MICHAELIS'sche Raute 14
MILWAUKEE-Korsett 36, 39, 75, 76
Mobilisation 36, 64, 79 ff.
Motivation 87 ff.
Muskelimbalance 3
Muskelkraft, asymmetrische 38, 43
— im Seitenvergleich 25 ff., 34
Muskelmassage 68
Muskelspannung 21, 48
Muskeltastbefund 37
Muskeltheorie 156

Neutralwirbel 8
«nervöses Atmungssyndrom» 63

optische Kontrolle 45, 49, 52, 54, 55
Osteoporose 6, 64, 65, 66

präoperative Behandlung 64
Prinzip der Behandlung 42, 43,
Progredienz 5, 6, 35, 36, 41, 63, 163, 164

Rachitis 3
Ratschläge für Korsett-Träger 81
Rechtsherzhypertrophie 61
Reifezeichen 6
Reizmonotonie 58, 88
Resolvingscoliosis 1, 11, 12, 164, 165
respiratorische Insuffizienz 63
restriktive Ventilationsstörung 63
Rippenbuckel 2, 9, 16, 32, 71, 72
Rippenwirbelwinkel 12
Risser'sches Zeichen 6
Ruhepause 56, 73, 89
Rumpfbeuge 16, 22, 35

Säuglingsskoliose 11

Scheitelpunkt 16
Scheitelwirbel 8, 12
Schmerzen 38, 63, 65 ff.
Schuherhöhung 36
Schulsport 93
Schulter-Nackenlinie 16, 19
Schwimmen 39, 63, 64, 91
Schwindelgefühl 73

Seitendifferenz 38, 57
Selbstredression 11
shifting 76
Sichtbefund 14 ff., 32 ff., 44, 46
Siebener-Syndrom 11
skoliotische Haltung 16
Spazierstock 68, 73
Sport 39, 62, 91 ff.
Stabilisation 43, 55ff., 75 ff., 84

Taillendreieck 15, 16, 55
taktile Hilfen 45, 46 ff., 50, 53
Tastbefund 21
THOMAS'scher Handgriff 23 ff.
Thoraxdehnbarkeit 64
Torsion 16, 35

Überbelastung 68
Überforderung 43, 54
Überhang 11, 19, 66, 76
Übungen, symmetrische 158
Umkrümmungsgipsliegeschale 76
Umkrümmung 76
Unterforderung 43, 54, 89

vegetative Labilität 37
Ventilationsstörung 61
Verkürzung von Muskeln 24 ff., 34
Vitalkapazität 31, 39, 62 ff.

Wahrnehmung 42, 44, 46, 54, 55, 57, 60, 84, 88
Wiederholungstraining 58, 88
Wirbelsäulenfehlstellung 11
Wirbelsäuleninsuffizienz 3, 11
Wirbelsäulenschmerz 65
Wurzelreizsyndrom 65

Zeitunglesen 71

Krankengymnastik

Klinkmann-Eggers
Spezifische Haltungskorrektur
Eine krankengymnastische
Behandlungsmethode
1986. 89 S., 44 Abb., Ringhftg. DM 28,-

Lehnert-Schroth
Dreidimensionale Skoliose-Behandlung
Eine krankengymnastische Spezialmethode zur Verbesserung von Rückgratverkrümmungen
3. Aufl. 1986. 301 S., 361 Abb. mit über 1.000 Einzeldarst., Ln. DM 54,-

Becker
Skoliosen- und Diskopathienbehandlung
Mit isometrischen Spannungen sowie isometrischen Spannungsbehandlungen
9. Aufl. 1982. 48 S., 23 Abb., kt. DM 9,80

Klinkmann-Eggers
Grifftechnik in der krankengymnastischen Behandlung
Ein Repetitorium
3. Aufl. 1985. 102 S., 99 Abb., Ringhftg. DM 34,-

Kucera
Gruppengymnastik
3. Aufl. 1986. 87 S., 269 Übungsabb., Ringhftg. DM 19,80

Kucera
Gymnastik mit dem Hüpfball
3. Aufl. 1986. 72 S., 270 Übungsabb. auf 70 Bildseiten, Ringhftg. DM 12,80

Kucera
Krankengymnastische Übungen mit und ohne Gerät
4. Aufl. 1984. 334 S., 2192 Übungen auf 306 Bildtafeln, Ringhftg. DM 32,-

Plas/Hagron
Die aktive Krankengymnastik
Therapeutische Übungen
1981. 158 S., 92 Abb., kt. DM 34,-

Kohlrausch/Teirich-Leube
Hockergymnastik
Eine Übungsbehandlung im Sitzen
9. Aufl. 1984. 24 S., 64 Abb., kt. DM 8,80

Zuhrt
Stundenbilder
Gruppengymnastik im Altenheim
1984. 70 S., 50 Abb., Ringhftg. DM 24,-

Brenner
Praktische Rechtskunde für Krankengymnasten, Masseure und med. Bademeister
Nachschlagewerk und Lehrbuch für die Praxis
1986. Etwa 280 S., 9 Abb., kt. etwa DM 29,80

Preisänderungen vorbehalten.

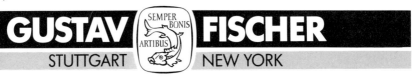

Physikalische Medizin

Sullivan/Markos/Minor
PNF – Ein Weg zum therapeutischen Üben
Propriozeptive neuromuskuläre Fazilitation: Therapie und klinische Anwendung
1985. 318 S., 299 Abb., geb. DM 58,–

Kendall/Kendall McCreary
Muskeln – Funktionen und Test
1985. 262 S., zahlr. z.T. farb. Abb. und Tab., geb. DM 88,–/DM 79,–*

Daniels/Worthingham
Muskelfunktionsprüfung
Manuelle Untersuchungstechniken
5. Aufl. 1985. 192 S., 281 Abb., Ringhftg. DM 36,–

Schuh
Bindegewebsmassage
Ein Lehrbuch für Ausbildung und Praxis
1986. 274 S., 157 Abb., kt. DM 44,–/DM 39,60*

Muschinsky
Massagelehre in Theorie und Praxis
Klassische Massage – Bindegewebsmassage – Unterwasserdruckstrahlmassage
1984. 285 S., 247 Abb., geb. DM 44,–/DM 37,50*

Winkel/Vleeming/Fisher/Meijer/Vroege
Nichtoperative Orthopädie der Weichteile des Bewegungsapparates
Teil 1: Anatomie in vivo
1985. 358 S., 297 z.T. farb. Abb., geb. DM 110,–/DM 98,–**
Teil 2: Diagnostik
1985. 376 S., 307 z.T. farb. Abb., geb. DM 110,–/DM 98,–**
Teil 3: Therapie (erscheint Anfang 1987)
**(Vorzugspreis für Bezieher des Gesamtwerkes)

Sachse
Manuelle Untersuchung und Mobilisationsbehandlung der Extremitätengelenke
Technischer Leitfaden
4. Aufl. 1986. Etwa 200 S., 103 Abb., kt. etwa DM 26,–

Knott/Voss
Komplexbewegungen
Bewegungsbahnung nach Dr. Kabat
3. Aufl. 1981. 283 S., 89 Abb., kt. DM 38,–/DM 35,–*

Tittel
Beschreibende und funktionelle Anatomie des Menschen
10. Aufl. 1985. 596 S., 260 Abb., 47 Taf., Ln. DM 48,–

Preisänderungen vorbehalten.
*Mengenpreis ab 20 Expl.

GUSTAV FISCHER
STUTTGART · NEW YORK